Notfälle	**A**			
Differentialdiagnose der Hämaturie und Proteinurie	**B**	Harnwegsinfekte	**L**	
Glomerulonephritis	**C**	Obstruktive Nierenerkrankungen	**M**	
Nierenbeteiligung bei Systemerkrankungen	**D**	Nephrolithiasis	**N**	
Tubulointerstitielle Nephritis	**E**	Nierentumoren	**O**	
Nephrotoxische Störungen	**F**	Chronische Niereninsuffizienz	**P**	
Arterielle Hypertonie und vaskuläre Nierenerkrankungen	**G**	Spezielle therapeutische Verfahren	**Q**	
Metabolische Störungen	**H**	Spezielle therapeutische Probleme	**R**	
Elektrolytstörungen	**J**	Medikamenten- und Sachverzeichnis	**S**	

D1728354

Therapieschemata
Nephrologie

T. Risler, G. A. Müller und W. Rosendahl (Hrsg.)

Therapie-schemata

Nephrologie

Herausgegeben von
T. Risler, G. A. Müller
und W. Rosendahl

unter Mitarbeit von
N. Braun, C. M. Erley, B. Krämer,
M. Estler, W. Schareck
und F. Strutz

Urban & Schwarzenberg
München · Wien · Baltimore

Lektorat: Dr. med. Monika Flasnoecker, Dr. med. Thomas Hopfe
Redaktion: Petra Münzel M. A.
Herstellung: Ulla Frank

CIP-Titelaufnahme der Deutschen Bibliothek

Therapieschemata Nephrologie / hrsg. von T. Risler . . . Unter
Mitarb. von N. Braun . . . – München; Wien; Baltimore: Urban
und Schwarzenberg, 1993
    ISBN 3-541-17151-0
NE: Risler, Teut [Hrsg.]; Nephrologie

Satz: Typodata, München
Druck: Ebner Ulm
Printed in Germany
© Urban & Schwarzenberg 1993

ISBN 3-541-17151-0

Vorwort

Die guten Erfahrungen mit den von uns herausgegebenen „Therapieschemata Intensivmedizin" haben uns veranlaßt, das Prinzip der schnellen, sicheren Information, beschränkt auf das Wesentliche, auf die nephrologische Therapie zu übertragen.

Die „Therapieschemata Nephrologie" sind eine Entscheidungshilfe für den klinisch tätigen Arzt, sollen aber auch dem niedergelassenen Praktiker und Internisten nephrologische Therapieprinzipien näherbringen, ohne den Anspruch eines Lehrbuchs erheben zu wollen.

Das Gewicht wurde auf die klinische Nephrologie sowohl des Erwachsenen wie auch des Kindes gelegt. Auf notwendige Querverbindungen zu anderen Disziplinen, etwa zur Urologie, wird jeweils hingewiesen.

Da viele der nephrologisch wichtigen Krankheitsbilder klinisch nicht klar zu unterscheiden sind, sich aber erhebliche Unterschiede in der Therapie ergeben können, haben wir die Symptomatik und Diagnostik miteinbezogen, um eventuell der Therapie weitere klärende Diagnostik voranstellen zu können.

Wenn es sinnvoll erschien, haben wir den diagnostischen Weg in Form eines Fließschemas dargestellt.

Die empfohlene Therapie beschränkt sich, wenn möglich, auf als gesichert geltende Formen der Behandlung oder übernimmt begründete Empfehlungen der internationalen Literatur. Auf experimentelle Ansätze wurde verzichtet oder die Anwendung nur innerhalb von klinischen Studien empfohlen.

Wie bei allen Empfehlungen zu Diagnostik und Therapie von Erkrankungen geben die Therapieschemata Nephrologie unsere teilweise subjektive Sicht der Probleme wieder. Wir haben uns dabei bewußt festgelegt, wohl wissend, daß andere Auffassungen möglich sind.

Kurzfristige Überarbeitungen des Buches bieten die Gelegenheit echte Neuerungen einzuführen und Anregungen aufzunehmen.

T. Risler   *C. A. Müller*   *W. Rosendahl*

Adressenverzeichnis

Dr. med. Norbert Braun, Abt. Innere Medizin III, Medizinische Klinik und Poliklinik der Universität, Otfried-Müller-Straße, 7400 Tübingen 1

Dr. med. Christiane M. Erley, Abt. Innere Medizin III, Medizinische Klinik und Poliklinik der Universität, Otfried-Müller-Straße, 7400 Tübingen 1

Privatdozent Dr. med. Bernhard Krämer, Abt. Innere Medizin III, Medizinische Klinik und Poliklinik der Universität, Otfried-Müller-Straße, 7400 Tübingen 1

Professor Dr. med. G. A. Müller, Abt. Innere Medizin III, Medizinische Klinik und Poliklinik der Universität, Otfried-Müller-Straße, 7400 Tübingen 1

Dr. med. Marion Estler, Abt. Innere Medizin III, Medizinische Klinik und Poliklinik der Universität, Otfried-Müller-Straße, 7400 Tübingen 1

Professor Dr. med. Teut Risler, Abt. Innere Medizin III, Medizinische Klinik und Poliklinik der Universität, Otfried-Müller-Straße, 7400 Tübingen 1

Professor Dr. med. Werner Rosendahl, Abteilung Kinderheilkunde I mit Poliklinik, Universitäts-Kinderklinik, Klinikum Auf dem Schnarrenberg, Hoppe-Seyler-Straße 3, 7400 Tübingen 1

Privatdozent Dr. med. Wolfgang Schareck, Abteilung Allgemeine Chirurgie mit Poliklinik, Chirurgische Universitätsklinik Klinikum Auf dem Schnarrenberg, Hoppe-Seyler-Straße 3, 7400 Tübingen 1

Dr. med. Frank Strutz, Abt. Innere Medizin III, Medizinische Klinik und Poliklinik der Universität, Otfried-Müller-Straße, 7400 Tübingen 1

Inhaltsverzeichnis

A. Notfälle

1.	**Akutes Nierenversagen**	1
1.1	Prärenales Nierenversagen	2
1.2	Renales Nierenversagen	5
1.3	Postrenales Nierenversagen	7
1.4	Hepatorenales Syndrom	9
2.	**Hypertensive Krise**	10
3.	**Akuter Harnverhalt**	11
4.	**Nierensteinkolik**	13
5.	**Dialysekomplikationen**	14
5.1	Schock	14
5.2	Blutdruckanstieg	17
5.3	Dialysedysäquilibrium	18
5.4	Hartwasser-Syndrom	18
5.5	Elektrolytstörungen	19
5.6	Hypoglykämie	19
5.7	Pyrogenreaktion	20
5.8	Intoxikationen	20
5.9	Muskelkrämpfe	21
5.10	Komplikationen der Fistel	21
5.11	Technische Komplikationen	22
6.	**Transplantatabstoßung**	23
6.1	Frühe hyperakute Abstoßung	23
6.2	Akute interstitielle Abstoßung	24
6.3	Chronische Abstoßung	26
7.	**Schwerste Vergiftungen**	26
7.1	Forcierte Diurese	27
7.2	Hämodialyse	27
7.3	Hämoperfusion	28
7.4	Peritonealdialyse	28
7.5	Plasmaseparation	28
7.6	Hämofiltration	29

B. Differentialdiagnose der Hämaturie und Proteinurie

1. Hämaturie 31

2. Proteinurie 31

C. Glomerulonephritis

1. Vorbemerkung 37

2. Nierenbiopsie 38

3. Endokapilläre (akute) Glomerulonephritis 39

4. Glomeruläre Minimalläsionen
   (minimal-change-Glomerulo-
   nephritis) 40

5. Fokal-segmental sklerosierende
   Glomerulonephritis 41

6. Membranöse Glomerulonephritis 42

7. Membranoproliferative Glomerulonephritis Typ I, II und III 43

8. Mesangioproliferative Glomerulonephritis 44

9. IgA-Nephropathie (Morbus Berger) 44

10. Rapid progressive Glomerulo-
    nephritis 45
10.1 Typ I 46
10.2 Typ II und III 46

11. Nephrotisches Syndrom im
    Kindesalter 47

**D. Nierenbeteiligung bei System-
      erkrankungen**

1. **Goodpasture-Syndrom** 49

2. **Systemischer Lupus erythematodes** 50

3. **Amyloidose** 53
3.1 Primäre Amyloidose 54
3.2 Familiäres Mittelmeerfieber 55

4. **Sarkoidose** 55

5. **Rheumatoide Arthritis und rheumatisches
     Fieber** 56

6. **Sjögren-Syndrom** 57

7. **Hämolytisch-urämisches Syndrom** 58

8. **Thrombotisch-thrombozytopenische
     Purpura** 59

9. **Sichelzellanämie** 59

10. **AIDS** 60

E. Tubulointerstitielle Nephritis

1. **Vorbemerkung** 63

2. **Akute tubulointerstitielle Nephritis** 64
2.1 Toxische Medikamentenwirkung 65
2.2 Hypersensitivitätsreaktion 65

3. **Chronische tubulointerstitielle
     Nephritis** 66

F. Nephrotoxische Störungen

1.	**Medikamentös induzierte Nephropathien**	**69**
1.1	Vorbemerkung	69
1.2	Antibiotika	71
1.3	Röntgenkontrastmittel	74
1.4	Chemotherapeutika	75
1.5	Ciclosporin	77
1.6	Lithium	78
1.7	Haloalkane	78
1.8	Methoxyfluran	79
1.9	Analgetika	79
1.10	Penicillamin	80
1.11	Gold	80
2.	**Toxische Nephropathien**	**80**
2.1	Blei-Nephropathie	80
2.2	Cadmium-Nephropathie	81
2.3	Ethylenglykol	82
3.	**Strahlennephritis**	**82**

G. Arterielle Hypertonie und vaskuläre Nierenerkrankungen

1.	**Arterielle Hypertonie**	**85**
1.1	Erwachsenenalter	85
1.2	Kindesalter	90
1.3	Maligne Hypertonie	92
2.	**Maligne Nephrosklerose**	**92**
3.	**Renovaskuläre Hypertonie**	**93**
4.	**Nierenarterienembolie und -thrombose**	**96**
5.	**Nierenvenenthrombose**	**97**

H. Metabolische Störungen

1. **Morbus Waldenström** 99

2. **Benigne monoklonale Gammopathie** . . 100

3. **Kryoglobulinämie** 100

4. **Plasmozytom** 101

5. **Diabetes mellitus** 103
5.1 Typ I 103
5.2 Typ II 104

6. **Störungen des Purinhaushalts** 105
6.1 Hyperurikämie 105
6.2 Hypourikämie 107
6.3 Gicht 107

J. Elektrolytstörungen

1. **Kalium** 111
1.1 Hyperkaliämie 111
1.2 Hypokaliämie 113

2. **Natrium** 115
2.1 Hypernatriämie 115
2.2 Hyponatriämie 118

3. **Kalzium** 120
3.1 Hyperkalzämie 120
3.2 Hypokalzämie 122

4. **Magnesium** 124
4.1 Hypermagnesiämie 124
4.2 Hypomagnesiämie 124

5. **Azidose** 127

6. **Alkalose** 129

K. Hereditäre und kongenitale Störungen

1.   **Fanconi-Syndrom**   133
1.1   Vorbemerkung   133
1.2   Allgemeine Richtlinien zur
      Substitutionstherapie 134
1.3   Primäres Fanconi-Syndrom   135
1.4   Fanconi-Syndrom bei exogener
      Intoxikation   135
1.5   Lowe-Syndrom (okulozerebrorenales
      Syndrom)   135
1.6   Zystinose   136
1.7   Galaktosämie   136
1.8   Fructose-Intoleranz 137
1.9   Tyrosinämie 137
1.10 Morbus Wilson   138

2.   **Hypophosphatämische Rachitis**   138

3.   **Pseudohypoparathyreoidismus**   139

4.   **Renal-tubuläre Azidose**   140
4.1   Typ I (distaler Tubulus)   140
4.2   Typ II (proximaler Tubulus)   140

5.   **Hyperkaliämische tubuläre Azidose** . . .   140

6.   **Zystennieren, Nierenzysten**   141
6.1   Infantile Form der polyzystischen
      Nieren   141
6.2   Adulte Form der polyzystischen Nieren
      (Typ Potter III)   141
6.3   Multizystische Nierenerkrankungen
      (Typ Potter II und IV)   142
6.4   Markschwammniere   142

7.   **Kongenitale Nierenanomalien**   143
7.1   Nephronophthise-Komplex   143
7.2   Diabetes insipidus renalis   143
7.3   Pseudohypoaldosteronismus   144
7.4   Bartter-Syndrom   144

L. Harnwegsinfekte

1.   Zystitis und Urethritis 145
1.1 Ohne Fieber bei ansonsten gesunden
     Frauen mit unauffälliger Anamnese 145
1.2 Rezidiv bei Frauen, Erstinfektion bei
     Männern, immuninkompetenten Patienten
     und Patienten mit einem Blasenkatheter . 146
1.3 Ohne Besserung oder mehrere Rezidive . . 146
1.4 Nachweislich chronische, trotz gezielter
     antibiotischer Behandlung immer wieder
     rezidivierende Infektion 147

2.   Pyelonephritis 147
2.1 Akute Pyelonephritis 147
2.2 Chronische Pyelonephritis 148

3.   Urotuberkulose 148

4.   Pilzinfektion der ableitenden Harnwege . 149

5.   Harnwegsinfekte im Kindesalter 149

M. Obstruktive Nierenerkrankungen

1.   Diagnostik 153

2.   Therapie 153

N. Nephrolithiasis

1.   Ursachen 155

2.   Symptome 156

3.   Diagnostik 157

4.   Therapie 158

4.1 Symptomatische Therapie 158
4.2 Allgemeinmaßnahmen zur Verhinderung
     der Steinbildung 158
4.3 Spezifische Therapie 158

O. Nierentumoren

1.   **Benigne Nierentumoren** 161

2.   **Maligne Nierentumoren** 161
2.1 Nierenzellkarzinom 162
2.2 Nierenbecken- und Harnleitertumoren . . 164
2.3 Nephroblastom (Wilms-Tumor) 165

P. Chronische Niereninsuffizienz

1.   **Stadieneinteilung** 167

2.   **Symptome bei Urämie** 168

3.   **Therapie der Symptome im Rahmen der
     Niereninsuffizienz** 168
3.1 Störungen im Wasserhaushalt 168
3.2 Hyperkaliämie 169
3.3 Kardiale Komplikationen 170
3.4 Anämie 170
3.5 Metabolische Azidose 171
3.6 Renale Osteopathie 171
3.7 Pruritus 174
3.8 Neuropathie 175
3.9 Aluminiumintoxikation 175

4.   **Pharmaka bei Niereninsuffizienz** 177

5.   **Betreuung des Patienten im Stadium der
     dekompensierten Niereninsuffizienz** . . . 238

6.   **Indikationen zur Einleitung einer
     Hämodialysebehandlung** 239

7.   Therapie der Niereninsuffizienz im
      Kindesalter 240

Q.   Spezielle therapeutische Verfahren

1.   Nierenersatzverfahren 241
1.1   Hämodialyse 241
1.2   Hämofiltration 242
1.3   Peritonealdialyse 243
1.4   Hämoperfusion 243

2.   Plasmapherese 243
2.1   Separation durch Zentrifugation 243
2.2   Membranplasmaseparation 244

3.   Nierentransplantation 246

R.   Spezielle therapeutische Probleme

1.   Nierenerkrankungen während der
      Schwangerschaft 255
1.1   Schwangerschaftsnephropathie,
      EPH-Gestose 255
1.2   Pyelonephritis 258
1.3   Glomerulonephritis 259
1.4   Akutes Nierenversagen 260
1.5   Schwangerschaften unter Hämodialyse-
      therapie oder nach Nierentransplantation . 261

2.   Vorbereitung zur Operation und Anästhe-
      sie bei Patienten mit Niereninsuffizienz . 262

S.   Medikamenten- und Sachverzeichnis

Medikamentenverzeichnis 265
Sachverzeichnis 270

A. Notfälle

1. Akutes Nierenversagen 1
2. Hypertensive Krise 10
3. Akuter Harnverhalt 11
4. Nierensteinkolik 13
5. Dialysekomplikationen 14
6. Transplantatabstoßung 23
7. Schwerste Vergiftungen 26

1. Akutes Nierenversagen

Akute Verschlechterung der Nierenfunktion mit raschem Anstieg der harnpflichtigen Substanzen (Kreatinin [zuverlässigerer Parameter, da weniger abhängig von nicht-renalen Faktoren] und Harnstoff [Höhe des Anstiegs besser mit klinischen Symptomen korreliert]).

Vorkommen
3–5% aller hospitalisierten Patienten, über 20% aller Intensivpatienten.

Prognose
Abhängig von Grunderkrankung, Patientenalter und insbesondere Zahl der zusätzlich versagenden Organe; Mortalität bei chirurgischen Patienten 50–70%, bei internistischen Patienten 20–30%.

Komplikationen
- Hypervolämie mit schwerer Hypertonie und Herzinsuffizienz
- Hyperkaliämie mit Arrhythmien
- schwere Azidose mit Anionenlücke
- Urämie
- schwere Infektionen
- Hyponatriämie

Einteilung
- prärenales Nierenversagen
- renales Nierenversagen: akute Tubulusnekrose (akutes Nierenversagen [ANV] im engeren Sinne), akute

glomeruläre und tubulointerstitielle Entzündungen, akute renovaskuläre Erkrankungen
- postrenales Nierenversagen
- *zusätzliche Unterteilung* nach Höhe der Urinausscheidung in oligurisches und nicht-oligurisches (Mehrzahl der Fälle!) Nierenversagen.

1.1 Prärenales Nierenversagen

Reversible Abnahme der GFR durch renale Hypoperfusion.

Vorkommen
40–50% aller Fälle von akutem Nierenversagen.

Ursachen
Die häufigsten Ursachen sind kardiale Insuffizienz und übertherapeutische Diuretikagaben.
- kardiale Insuffizienz (kardiogener Schock, schwere Herzinsuffizienz, Perikardtamponade, schwere Lungenembolie)
- Volumenmangel, (Blutung, Diarrhö, Emesis, starke Diurese, Diuretikatherapie, Verbrennung, Pankreatitis, Peritonitis)
- systemische Vasodilatation (Anaphylaxie, Sepsis, Antihypertonika)
- systemische oder renale Vasokonstriktion (Anästhetika, Operationen, Dopamin in hohen Dosen)
- herabgesetzte renale Autoregulation (nicht-steroidale Antiphlogistika, ACE-Hemmer)
- Hyperviskositätssyndrome (Polyzythämie, Makroglobulinämie, Plasmozytom)

Symptome
- Oligurie (Urinvolumen < 500 ml/24 h) bzw. Anurie (Urinvolumen < 100 ml/24 h)
- Blutdruckabfall, Tachykardie
- bei Hypovolämie trockene Haut und Schleimhäute, herabgesetzter Hautturgor
- weitere Symptome je nach Grunderkrankung (z.B. Zeichen der kardialen Dekompensation (Überwässerung!)

Diagnostik

- Blut: Anstieg von Harnstoff (abhängig von Eiweißkatabolismus und Leberfunktion) und Kreatinin (abhängig von der Masse der Skelettmuskulatur); Umrechnung: Harnstoffstickstoff (BUN)×2,2 = Harnstoff; bei unkompliziertem ANV Anstieg von BUN < 30 mg/dl und Kreatinin bis 2 mg/dl
  Zeichen der Hämokonzentration (Anstieg von Hämatokrit und Albumin)
- Urin: Osmolalität größer 500 mosm/kg, spezifisches Gewicht über 1030, Natrium kleiner 20 mmol/l, FE(Na) kleiner 1% (nicht nach Diuretikagabe, s.a. Tab. A-1)
- Messung des zentralen Venendrucks (ZVD), wenn möglich

Therapie

- Behandlung der Grunderkrankung, soweit möglich (z.B. Beseitigung der Perikardtamponade)
- Prinzip bei Volumenmangel: schnelle und aggressive Volumensubstitution
  - Beginn mit 300–500 ml isotonischer Kochsalzlösung i.v. über 30–60 min
  - bei älteren Patienten oder Herzinsuffizienz: Beginn mit 100–150 ml/h
  - Kontrolle des ZVD
  - ein- bis zweimalige Wiederholung dieses Regimes bis Urinausscheidung bei 1–2 ml/min, anschließend Anpassung der Einfuhr an die Ausfuhr

Tabelle A-1. Urinbefunde bei den verschiedenen Ursachen des akuten Nierenversagens bei Patienten mit Lebererkrankungen (gilt nur ohne diuretische Vorbehandlung).

	prärenales Nierenversagen	hepatorenales Syndrom	akute Tubulusnekrose
Natrium im Urin	< 20 mmol/l	< 10 mmol/l	> 40 mmol/l
Urin-Kreatinin/ Plasma-Kreatinin	> 40 : 1	> 40 : 1	< 20 : 1
Urinosmolalität/ Plasmaosmolalität	> 1,2	> 1,2	1,0 ± 0,1
Urinsediment	normal	normal	Zylinder

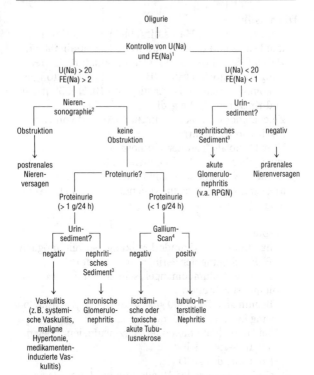

[1] Die Messung des Natriums im Urin ist ein sensibler Parameter der renalen Perfusion. Bei einer Verschlechterung der Nierendurchblutung und intakter Nierenfunktion wird Natrium maximal rückresorbiert und die Natriumausscheidung damit entsprechend gering.
Ein noch sensiblerer Parameter ist die fraktionelle Natriumausscheidung (FE[Na]), da sie die Natriumexkretion in Relation zur GFR setzt. Die FE(Na) ist definiert als:

$$FE(Na) = \frac{U(Na)/P(Na)}{U(Cr)/P(Cr)} \times 100$$

U(Na)/P(Na): Natrium in Urin bzw. Plasma
U(Cr)/P(Cr): Kreatinin in Urin bzw. Plasma

> Cave: Nach Diuretikagabe ist das Urin-Natrium als Parameter der renalen Perfusion nicht mehr zu verwerten!

[2] Die Nierensonographie kann in den ersten 24–36 h einer postrenalen Obstruktion ohne Befund sein und sollte daher bei entsprechendem Verdacht wiederholt werden.
[3] Ein nephritisches Sediment als Hinweis für eine glomeruläre Entzündung beinhaltet den Nachweis von Erythrozyten, Leukozyten, Erythrozytenzylindern, hyalinen Zylindern und Zelldebris.
[4] Ein Gallium-Scan (Nachweis einer leukozytären Infiltration) ist in den ersten 48 h auch bei anderen renalen Infektionen positiv, ist aber nichtsdestoweniger sehr hilfreich in der Differentialdiagnose zwischen akuter Tubulusnekrose und tubulointerstitieller Nephritis.

Abb. A-1. Vorgehen bei Oligurie (< 500 ml Urin/24 h).

1.2 Renales Nierenversagen

1.2.1 Akute Tubulusnekrose

Plötzlicher Abfall der glomerulären Filtrationsrate einhergehend mit einer tubulären Zellschädigung durch renale Hypoperfusion und/oder Nephrotoxine.

Vorkommen
ca. 45% der Fälle von ANV.

Ursachen
- renale Hypoperfusion (über 50%)
- exogene Nephrotoxine (Kontrastmittel, Antibiotika [v.a. Aminoglykoside, Penicilline, Tetrazykline, Amphotericin B], nicht-steroidale Antiphlogistika, ACE-Hemmer, Ciclosporin A, Methotrexat, cis-Platin, Schwermetalle, Pestizide, Fungizide, organische Lösungsmittel) (25%)
- endogene Nephrotoxine (Myoglobin, Hämoglobin, Kalzium, Harnsäure, Oxalat) (20%)

Symptome
- Beginn meist mit Oligurie und Anstieg der Retentionswerte (initialer täglicher Kreatininanstieg um 0,5–1,0 mg/dl) sowie typischen Elektrolytveränderungen (s. u.)
- Einteilung in drei Stadien:
1. Initialphase (durch Symptome des Grundleidens geprägt, volle Reversibilität)
2. Phase des manifesten Nierenversagens (progredienter Anstieg der Retentionswerte, typische Störungen des Säure-Basen- und Elektrolythaushalts [s. u.]; Unterteilung in oligurischen und nicht-oligurischen [bessere Prognose] Verlauf; mittlere Dauer 1–3 Wochen; gefürchtetste Komplikation: Infektion)
3. Restitutionsphase (Abfall der Retentionswerte, bei oligurischem Verlauf Anstieg der Harnvolumina; Dauer sehr variabel)

Diagnostik
- Anamnese (Hinweise für renale Hypoperfusion oder Exposition von Nephrotoxinen?)

- Ausschluß eines prä- oder postrenalen Nierenversagens (s. Kap. A.1.1 und A.1.3)
- Blut: Anstieg der Retentionswerte, Hyperkaliämie, Hyperphosphatämie, Hypermagnesiämie, Hypokalzämie, metabolische Azidose, normozytäre, normochrome Anämie, initiale Leukozytose, Thrombopenie
- Urin: Osmolalität unter 350 mosm/kg, Natrium über 40 mmol/l, FE(Na) über 1% (nicht nach Diuretikagabe, s. Abb. A-1), Sediment: grobgranulierte Zylinder, Tubulusepithelien

Therapie
- intensive Patientenüberwachung je nach klinischem Zustand, Kontrolle von Ein- und Ausfuhr, Gewicht, tägliche körperliche Untersuchung und Inspektion der möglichen Eintrittspforten von Infektionen
- bei persistierender Oligurie trotz Korrektur prärenaler Faktoren Gabe von Mannitol (12,5–25 g/3 h; kontraindiziert bei Hypervolämie) oder Furosemid (2–10 mg/kgKG/h), evtl. zusätzlich Dopamin in niedrigen Dosen (0,5–4,0 µg/kgKG/min), Ziel: Überführung des oligurischen in nicht-oligurisches Nierenversagen
- Anpassung der Flüssigkeitsaufnahme an Ausscheidung; bei fehlender Hyperglykämie oder Hyperlipidämie Serum-Natrium als gute Richtschnur für Gabe von freier Flüssigkeit (Hyponatriämie: zuviel freie Flüssigkeit, Hypernatriämie: zuwenig); anfangs meist Flüssigkeitsrestriktion unter 1 l notwendig, Ziel: leichte Gewichtsabnahme von ca. 0,3 kg/d
- Proteinrestriktion auf 0,6 g/kgKG/d
- Gabe von ausreichend Kalorien (> 2500 kcal/d; vorwiegend Kohlenhydrate)
- Streßulkusprophylaxe
- Therapie der Hyperkaliämie nur bei Kaliumwerten über 6 mmol/l oder Auftreten von EKG-Veränderungen
  - 10–30 ml 10%ige Kalziumglukonatlösung i.v., v.a. bei kardialen Wirkungen
  - 300 ml 20%ige Glukoselösung + 16 IE Alt-Insulin
  - orale oder rektale Kaliumaustauscher
- Therapie der Hypokalzämie selten notwendig
- Korrektur der metabolischen Azidose erst bei Bicarbonatwerten < 10 mmol/l

- Therapie der Hyperphosphatämie mit 4–6×30–60 ml Aluminiumhydroxid
- rigorose Bekämpfung von Infektionen
- Dialyse

Dialyseindikationen
- schwere Hyperkaliämie
- starke Volumenbelastung mit Herzinsuffizienz oder arterieller Hypertonie
- schwere metabolische Azidose
- symptomatische Urämie (z.B. Enzephalopathie, Perikarditis)
- BUN über 100 mg/dl
- Intoxikationen mit dialysablen Substanzen (Glykole, Schwermetalle)

1.2.2 Akute glomeruläre und tubulointerstitielle Entzündungen

S. Kap. C.3. und E.1.

1.2.3 Akute renovaskuläre Erkrankungen

S. Kap. D.

1.3 Postrenales Nierenversagen

Akutes Nierenversagen durch partielle oder komplette Obstruktion der ableitenden Harnwege.

Vorkommen
Verantwortlich für bis zu 10% der Fälle von ANV.

Ursachen
- urethrale Obstruktion
- benigne noduläre Prostatahyperplasie, Prostatakarzinom
- Blasenentleerungsstörungen (neurogene Blase, Anticholinergika)
- Harnblasenkarzinom, Blasentrauma, Blaseninfektion
- Tumoren oder Entzündungen im kleinen Becken
- retroperitoneale Prozesse mit Kompression beider

Ureteren von außen (Tumoren, retroperitoneale Fibrose)
- Obstruktion beider Ureteren oder beider Nierenbeckenkelchsysteme (bzw. Ureters oder Nierenbeckens bei Einzelniere) durch Steine, Blutgerinnsel oder Papillennekrosen.

Symptome
- plötzliche Anurie, oft Wechsel zwischen Anurie und Polyurie
- je nach Grundleiden (z.B. schon länger bekannte Miktionsstörungen bei Prostataerkrankungen, Kolikschmerz bei Steinleiden oder Papillennekrose)

Diagnostik
- Anamnese (bekannte chronische Obstruktion? Akute Pyelonephritis? Diabetes mellitus, Sichelzellanämie oder Analgetikaabusus als prädisponierende Faktoren für Papillennekrose?)
- körperliche Untersuchung (Druckschmerz? Füllungszustand der Harnblase? Tumor?)
- in der Regel normale Urinanalyse, sofern keine Infektion vorhanden, dann Bakteriurie und Leukozyturie; gelegentlich Hämaturie bei Steinleiden oder Papillennekrose
- Sonographie (Obstruktion fast immer nachweisbar, Befund aber bei postrenaler Obstruktion evtl. erst nach 24–36 h zu erkennen)
- evtl. Abdomenleeraufnahme (Nierensteine zu 90% darstellbar)

Cave: Harnsäuresteine nicht schattengebend!

- evtl. Pyelographie (nur bei Kreatinin < 3 mg/dl); retrograde Darstellung nur, wenn Sonographie nicht möglich

Therapie
- bei gefüllter Harnblase Anlage eines Blasenkatheters zum Ausschluß einer Blasenentleerungsstörung
- spezifische Beseitigung der Obstruktionsursache (s. weiterführende Literatur zur Urologie)

1.4 Hepatorenales Syndrom

Akutes Nierenversagen unbekannter Ätiologie bei Patienten mit schweren Lebererkrankungen (v.a. chronische Leberzirrhose, selten akute Hepatitis oder Lebertumor).

Prognose
Sehr schlecht! 90–95% der Patienten sterben innerhalb weniger Wochen.

Ursache
unbekannt, oft im Anschluß an Parazentese oder exzessive diuretische Therapie.

Symptome
Plötzlicher Anstieg der Retentionswerte bei Patienten mit fortgeschrittener Leberinsuffizienz und portaler Hypertension; oft nach gastrointestinaler Blutung, Parazentese, starker diuretischer Therapie, aber auch ohne auslösenden Faktor.

Diagnostik
- Zeichen der fortgeschrittenen Leberinsuffizienz (Quick und Albumin erniedrigt, Bilirubin erhöht)
- oft Oligurie
- erhöhte Retentionswerte (Grad des Nierenversagens wird gerade bei chronischer Leberzirrhose stark unterschätzt)
- Natrium im Urin anfangs < 10 mmol/l, oft < 5 mmol/l
- mäßiggradig konzentrierter Urin (500–700 mosm/kg)

Differentialdiagnose
- s. Tab. A-1
- akute Tubulusnekrose: sehr oft bei schwerem Ikterus; bei Leberzirrhose häufiger die Ursache eines akuten Nierenversagens als das hepatorenale Syndrom!
- prärenales Nierenversagen: klinische Zeichen der Hypovolämie oder der kardialen Dekompensation?

Therapie
- Lebertransplantation einzige kausale Therapie!
- vorsichtige Flüssigkeits- und Natriumrestriktion

- Dialyse und Anlage eines peritoneal-venösen Shunts (LeVeen) nur in Ausnahmefällen von Nutzen
- bei häufig schwieriger differentialdiagnostischer Abgrenzung zum prärenalen Nierenversagen vorsichtiger Versuch der Volumenexpansion mit Kolloiden möglich.

> Cave: Ösophagusvarizenblutung!

Prophylaxe
- beste Therapie des hepatorenalen Syndroms!
- bei Aszites primär Versuch der konservativen Therapie mit Natriumrestriktion (250 mg/d) und Flüssigkeitsrestriktion (1000 ml/d)
- Flüssigkeitsbilanz unter Diuretikatherapie nie negativer als −700 ml bei Aszites ohne periphere Ödeme und maximal −1000 ml/d bei zusätzlichen peripheren Ödemen
- bei Parazentese Volumenersatz durch Albumin
- keine nicht-steroidalen Antiphlogistika!

2. Hypertensive Krise

Exzessiver Anstieg des arteriellen Blutdrucks auf Werte von über 180/120 mmHg mit und ohne Zeichen einer Enzephalopathie.

Therapieschema
Druck senken auf *leicht erhöhte* Werte (ca. 180/100 mmHg) in mehr als 1 h und später auf normale Werte bei:
- instabiler Angina pectoris
- Präeklampsie
- diabetischer Retinopathie mit Mikroaneurysmen
- Antikoagulanzientherapie
- Vergiftungen
  - Amphetamine
  - Kokain
Druck senken in weniger als 1 h auf Normwerte bei:
- hypertensiver Enzephalopathie
- Hirnödem

- Krämpfen
- Papillenödem
- Fundusblutungen
- neurologischen Ausfällen
- intrakranieller Blutung
- Aortendissektion
- akutem Myokardinfarkt
- Lungenödem
- Phäochromozytom
- Eklampsie

Stufentherapie
- Nifedipin 5–10 mg p.o.
- Urapidil (Ebrantil® 10–50 mg i.v., 250 mg in 50 ml 5%iger Glukose); Nifedipin (Adalat® pro infusione 50 mg in 4–8 h); Dihydralazin (Nepresol® 12,5–25 mg langsam i.v.)
- Natrium-Nitroprussid (Nipruss® 0,5–8,0 µg/kgKG/min mit stufenlosem Perfusor auf Intensivstation auf gewünschten Blutdruck einstellen)

3. Akuter Harnverhalt

Plötzliches, komplettes und schmerzhaftes Unvermögen, Urin auszuscheiden.

Ursachen
- Prostatahyperplasie (Blasenüberdehnung nach Genuß von Alkohol, Kälteexposition, postoperative Phase, Diuretika)
- Blasentumoren
- Blutkoageln in der Blase, Blasensteine
- Urethrastriktur (Strahlentherapie, nach Instrumentation in der Harnröhre)
- urethrale Klappen
- extravesikale Kompression (Tumoren, Schwangerschaft, Uterusprolaps, Endometriose, Abszeß)
- neurogene Blasenstörung (kongenital, Tabes dorsales, Diabetes mellitus, Multiple Sklerose, Wirbelsäulentrauma, Morbus Parkinson)
- Trauma
- Harnwegsinfektionen

Symptome
- Unvermögen, Urin auszuscheiden
- suprapubische Schmerzen
- evtl. Lendenschmerzen
- palpierbare Blase

Diagnostik
- Anamnese mit dem klinischen Untersuchungsbefund (bei rektaler und vaginaler Untersuchung Hinweise auf Tumor)
- Sonographie (Blasen- und Nierengröße, Ausschluß einer Hydronephrose)
- Röntgenleeraufnahme des Abdomens (Nachweis von Konkrementen)
- evtl. i.v.-Ureterogramm, retrograde Pyelographie
- Labor: Nierenfunktion (S-Kreatinin, Elektrolyte)

Therapie
- aseptische Blasenkatheterisierung mit dünnlumigem (12 oder 14 Charr) Foley-Katheter (Kontraindikationen: akute Harnröhren- oder Prostatainfektion, Abriß der Urethra bei Beckentrauma):

  – *Mann:* Rückenlage, Präputium zurückziehen, Penis desinfizieren, sterile Abdeckung, distales Ende des Katheters mit Lidocaingel gleitfähig machen und Lidocaingel in die Harnröhre einbringen, Katheter in die Harnröhrenöffnung einbringen, unter leichtem Zug am Penis bis zum Sphincter externus vorschieben und mit sanftem Druck überwinden, Lagekontrolle der Katheterspitze (Rückfluß von Urin), Katheterballon füllen und Katheter langsam zurückziehen, Katheter an das Urinableitungssystem anschließen.

  – *Frau:* Rückenlage mit abduzierten Beinen, in den Knien flektiert, Labien und Harnröhrenöffnung desinfizieren, sterile Abdeckung, Darstellung der Harnröhrenöffnung, Katheterspitze gleitfähig machen, Katheter in die Harnröhrenöffnung ca. 10 cm vorschieben, Kontrolle der Katheterlage (Harnrückfluß), Katheterballon füllen und langsamer Katheterrückzug, Anschluß an das Harnableitungssystem.

  – zusätzliches Instrumentarium bei schwieriger Katheterisierung: Coudé-tip Foley-Katheter, 16 Charr (= gebogenem Tiemann-Katheter)

  – bei Makrohämaturie und Blutkoagel in der Blase: 3-Wege-Katheter (20 Charr und größer) mit Spüldrainage

- perkutane suprapubische Blasenpunktion bei erfolgloser transurethraler Katheterisierung
- Behandlung der Grunderkrankung

A

4. Nierensteinkolik

Symptome
- heftigste, akut einsetzende Flankenschmerzen in Form von Koliken, Ausstrahlung der Schmerzen in die Genitalien und die Oberschenkelinnenseite
- Übelkeit, Erbrechen, zum Teil heftige abdominelle Schmerzen
- akuter Harnverhalt möglich, Dysurie

Diagnostik
- Urin: Mikro- oder Makrohämaturie, Sediment (Erythrozytenzylinder negativ), Leukozyten, Kristalle, pH, Kalzium, Phosphat, Harnsäure
- Blut: Blutbild, Kreatinin, Kalzium, Phosphat, Harnsäure, Gesamteiweiß, alkalische Phosphatase
- Abdomensonographie: Harnaufstau, Hydronephrose
- Röntgen: Nierenleeraufnahme, Schichtaufnahmen; i.v.-Pyelogramm

Therapie

Cave: Erst den Schmerz und dann die Hämaturie behandeln! Dringender Hinweis auf Nephrolithiasis!

Symptomatische Therapie
- Schmerzstillung durch Gabe von Analgetika und Spasmolytika (z.B. 2 Amp. Baralgin® + 1 Amp. Novalgin® als Bolus i.v.)
  Infusion über 4 h bestehend aus 5 Amp. Novalgin® + 5 Amp. Baralgin® in 250 ml physiologischer Kochsalzlösung, Blutdruck und Puls kontrollieren; evtl. auch Gabe von Dolantin® 1/2 Amp. langsam i.v. unter Kontrolle der Kreislauffunktionen, restliche 1/2 Amp. kann, wenn nötig, nach 30 min gegeben werden. Ähnliches gilt für die i.v.-Gabe von Fortral®.
- viel Flüssigkeit anbieten (3–4 l/d)

- Diuretikagabe (Lasix® 40 mg, evtl. steigern)

Cave: Obstruktion!

- Patient soll sich viel bewegen, Treppensteigen!
- bei Steinabgang diesen sichern, Urin sieben, Steinanalyse
- bei Fieber sofortige Vorstellung des Patienten beim Urologen
- bei anhaltenden Schmerzen nach 48 h evtl. Anlage eines Epiduralkatheters und darüber intermittierende Gabe eines Lokalanästhetikums.

Kausale Therapie
Bei Zeichen der Obstruktion urologische Maßnahmen ergreifen:
- Stoßwellenlithotripsie
- Legen von Ureterenkathetern (retrograd bzw. perkutan)
- Bergen des Steins mit der Schlinge oder Zange
- operative Maßnahmen

Cave: Bei ausgeprägter Verschlußsymptomatik über längere Zeit kommt es rasch zu einem erheblichen Nierenparenchymschaden!

---

5. Dialysekomplikationen

5.1 Schock

5.1.1 Volumenmangelschock

Hohe Ultrafiltration

Therapie
- Ultrafiltration abstellen bzw. reduzieren
- Beine hochlagern
- physiologische Kochsalzlösung, ca. 200–400 ml in den venösen Teil der Blutleitung vor der Blutpumpe

- wenn Blutdruck nicht zu stabilisieren, Gabe von 50 ml 20%igem Humanalbumin

A

Blutverlust durch pathologische Vorgänge

Ursachen
- Ulkusblutung unter Heparinisierung
- retroperitoneale Blutung
- selten septische Milzrupturen und intrahepatische Blutungen
- Oberschenkelhämatome nach fehlerhafter Punktion der A. femoralis

Therapie
- bei unstillbarer Blutung Abbruch der Hämodialyse-behandlung
- Blut mit Kochsalzlösung zurückgeben
- evtl. Protamin

Blutverlust durch technische Mängel

Ursachen
- Membranruptur
- Defekt im Dialyseschlauchsystem

Therapie
- Abbruch der Behandlung
- Ausgleich mit physiologischer Kochsalzlösung

5.1.2 Hypotonieneigung

Ursachen
- Hypovolämie
- diabetische Polyneuropathie
- Herzinsuffizienz
- schwere Begleiterkrankungen (z.B. Sepsis, Pneumonie)

Therapie
- Bicarbonatdialyse
- physiologische Kochsalzlösung
- Dialysattemperatur absenken
- Akrinor® oder Effortil®

5.1.3 Akute Herzinsuffizienz

Ursachen
- Herzrhythmusstörungen (Elektrolytstörung)
- Herzinfarkt
- Perikardtamponade
- Aneurysmaruptur

Herzrhythmusstörungen (supraventrikuläre oder ventrikuläre Tachykardien, Bradykardien)

Symptome
Meist Stenokardien und Luftnot.

Diagnostik
Ursache abklären (EKG, CK-MB, Elektrolyte).

Therapie
- entsprechend der zugrundeliegenden Störung.

Urämische Perikarditis

Symptome
- meist symptomlos
- gelegentlich Atemnot und präkordiale Schmerzen
- gefürchtet: Herztamponade

Therapie
Intensivierung des Dialyseregimes.

5.1.4 Luftembolie

Symptome
- plötzlicher Blutdruckabfall
- zerebrale Krampfanfälle
- Koma
- Atemstillstand
- Herzstillstand

Therapie
- Abklemmen der venösen Blutleitungen
- Kopftief- und Linksseitenlage
- physiologische Kochsalzlösung

A

- bei Krampfanfällen 10–20 mg Valium i.v.
- frühzeitige Beatmung

5.1.5 Anaphylaktischer Schock

Therapie
- 0,1–0,5 mg Epinephrin i.v. langsam über mehrere Minuten (!) (1–5 ml der 1+9 mit physiologischer Kochsalzlösung verdünnten Suprarenin®-Injektionslösung 1:1000), Überwachung der Herzaktion
- Atemwege freihalten, Sauerstoffzufuhr, Spontanatmung, Atemmaske, Intubation
- bei Bronchospasmus Euphyllin® 0,24–0,48 g i.v. (20 mg/min)
- Volumensubstitution: Humanalbumin 5%ige isotone Elektrolytlösung (z. B. Tutofusin®, Ionosteril®)
- Kortikoide: wasserlösliches Kortikoid i.v. (z. B. 500 bis 1500 mg Solu-Decortin® H)

> Cave: Weiterführung der Kortikoid- und Antihistaminikatherapie über 24–48 h wegen möglicher plötzlicher Exazerbation!

5.1.6 Septischer Schock

Therapie
S. Kap. A.5.1.1

5.2 Blutdruckanstieg

Vor der Hämodialysebehandlung

Ursachen
- vorbestehende Hypertonie aufgrund Überwässerung
- Diätfehler

Therapie
Verstärkte Ultrafiltration.

Am Ende der Hämodialysebehandlung

Therapie
Abbruch der Hämodialysebehandlung.

5.3 Dialysedysäquilibrium

Symptome
- Müdigkeit, Kopfschmerzen
- Nausea, Erbrechen
- Bewußtseinsstörungen, zerebrale Krämpfe
- Tachykardien

Therapie
- 50 ml 20%ige Glukose i.v.
- Zugabe von Glukose zum Dialysat (etwa 1–2%ige Glukoselösung)
- bei Krämpfen 5–10 mg Valium i.v., evtl. wiederholen

Cave: Erhöhten Blutdruck nicht abrupt senken!

5.4 Hartwasser-Syndrom

Ursachen
Versagen der Wasserenthärtung, führt zur Hyperkalzämie.

Symptome
- Wärmegefühl
- Nausea, Erbrechen
- Kopfschmerzen
- präkordiale Schmerzen

Therapie
- leichte Symptomatik: keine spezielle Therapie
- schwere Symptomatik: Dialyse gegen eine subnormale Kalziumdialysatlösung (1,0–1,25 mmol/l) fahren

---

Cave: Möglichst keine Phosphatinfusionen (z.B. bei parenteraler Ernährung) geben! Kann zu Verkalkungen führen!

5.5 Elektrolytstörungen

5.5.1 Akute Hypo- und Hypernatriämie

Symptome
- Hypernatriämie, anfänglich mit starkem Durst
- Hyponatriämie, anfänglich mit schmerzhaften Muskelkrämpfen
- später bei beiden Symptomatik wie beim Dialysedysäquilibrium (s. Kap. A.5.3)

Therapie
Korrektur der Elektrolytstörung:
- Hyponatriämie: Konzentrierte NaCl- oder $NaHCO_3$-Lösung infundieren (z.B. 500 ml 2,5%ige NaCl-Lösung oder 50 ml 30%ige NaCl-Lösung, oder 200 ml 1 mol/l $NaHCO_3$ innerhalb von 10–30 min i.v.)
- Hypernatriämie: 1–2 l 5%ige Glukoselösung infundieren

Bei beiden Formen Fortführung der Hämodialysebehandlung mit normal konzentrierter Dialysatlösung.

5.5.2 Hyperkaliämie

Cave: Kaliumspiegel beachten. Digitalistoxizität nimmt mit fallendem Kaliumspiegel unter der Hämodialysebehandlung zu!

Therapie

Hämodialysebehandlung zur Senkung des Kaliumspiegels (Kaliumspiegel > 7 mmol/l).

5.6 Hypoglykämie

Nicht nur bei insulinpflichtigen Diabetikern möglich, auch bei schlecht ernährten Patienten, die mit einem glukosefreien Dialysat hämodialysiert werden.

Symptome
Plötzlicher Bewußtseinsverlust.

Therapie
- Zufuhr von Glukose (z. B. bis zu 50 ml 40% oder 50% Glukose, z. B. Glucose Delta-Pharma®, über Dialyseschlauch, danach 500 ml Glukose 10% i.v.)
- Blutzuckerspiegel kontrollieren
- Prophylaxe: Glukose im Dialysat 100 mg%

5.7 Pyrogenreaktion

Ursachen
- Kontamination des Dialysats mit Keimen
- Verunreinigung des Wassers

Symptome
- Fieber
- Frieren, Schüttelfrost
- Blutdruckanstieg
- steigender venöser Rückflußdruck

Therapie
- Antihistaminika (z. B. Tavegil®)
- Kortikosteroide (z. B. 100 mg Solu-Decortin® H i.v.)

5.8 Intoxikationen

Intoxikationen durch das Dialysat sind heute eher eine Rarität. Mögliche Vergiftung durch Metallionen (Kupfer, Zink, Nickel) oder hohen Nitratgehalt des Wassers.

Symptome
- Schwindel
- Erbrechen
- Bewußtseinsstörung
- psychische Alterationen

Therapie
- Unterbrechung der Hämodialysebehandlung
- mit toxinfreiem Dialysat weiterfahren

Dialyse mit Leitungswasser ohne Konzentrat
Es resultiert akute Hämolyse.

Symptome
- Schmerzen entlang der Vene
- Kopfschmerzen
- Unruhe
- akute Herzinsuffizienz, Herzrhythmusstörungen bis hin zum Kammerflimmern
- zerebrale Krämpfe

Therapie
- sofortiger Abbruch der Hämodialysebehandlung
- Therapie wie bei Elektrolytstörungen (s. Kap. A.5.1.2)

5.9 Muskelkrämpfe

Häufig bei rascher Abnahme des extrazellulären Volumens.

Symptome
Schmerzhafte Krämpfe der Arm-, Brust- und Bauchdeckenmuskulatur.

Therapie
- 10–20 ml NaCl (10%) i.v. bzw. 100–400 ml physiologische NaCl-Lösung i.v.
- Reduktion des Volumenentzugs

5.10 Komplikationen der Fistel

5.10.1 Blutungen an der Durchtrittsstelle der Kanüle

Therapie
- kleine Blutung: für aktuelle Hämodialysebehandlung bedeutungslos
- massive Blutung: Hämodialysebehandlung abbrechen, straffer Druckverband auf arterielle Implantationsstelle, gefäßchirurgische Versorgung

5.10.2 Shuntthrombose

Diagnostik
- kein Shuntgeräusch wahrnehmbar, keine Pulsationen
- Doppler-Untersuchung
- radiologische Darstellung mittels Kontrastmittel

Therapie
- in der Frühphase: Versuch der Thrombusaspiration durch Anspülen mit warmer Heparin-Kochsalz-Lösung (1:100)
- Thrombus mit Fogarty-Katheter F3 entfernen
- operative Maßnahmen zur Thrombektomie

5.11 Technische Komplikationen

5.11.1 Blutaustritt

Therapie
Sofort zwischen Arterie und Blutaustrittsstelle abklemmen.

5.11.2 Lufteintritt

Therapie
Heutige eingebaute Luftdetektoren unterbrechen die Hämodialysebehandlung sofort.

5.11.3 Gerinnung

Verstopfung der venösen Blutleitung mit ansteigendem venösem Rückflußdruck.

Therapie
- venöses Blutbesteck auswechseln
- Heparin nachspritzen

5.11.4 Dialysattemperatur (defekte Thermostate)

Tiefe Temperaturen sind unangenehm, Patient friert.
Hohe Temperaturen über 45 °C führen zur Hämolyse, Hyperkaliämie.

Therapie
Hämodialysebehandlung unterbrechen und mit funktionstüchtigem Hämodialysegerät fortführen.

6. Transplantatabstoßung

Die Abstoßung einer allogen transplantierten Niere ist eine der wichtigsten postoperativen Komplikationen. Immuntoleranz gibt es nur bei genetisch identischen Transplantaten.

6.1 Frühe hyperakute Abstoßung

Abstoßung bei vorbestehenden Antikörpern oder sensibilisierten Zellen gegen Transplantationsantigene, z. B. nach Schwangerschaften, Bluttransfusionen oder Transplantationen.

Verlauf und Prognose
Beginn unmittelbar nach Gefäßanschluß des Transplantats mit irreversibler Schädigung und Transplantatverlust innerhalb von Minuten bis Stunden.

Symptome
- intraoperativ oder unmittelbar postoperativ Durchblutungsstörung mit geschwollenem, zyanotisch fleckigem Transplantat
- rapider Verlust der Transplantatfunktion

Diagnostik
- positive Kreuzprobe zwischen Spenderlymphozyten und Empfängerserum
- Histologie:
  - intravasale Thrombenbildung mit Fibrinpräzipitation und Thrombozytenaggregaten
  - schwerste Endothelschäden und Granulozyteninfiltration im Bereich der Gefäße und des Interstitiums
  - multiple Einblutungen bei ausgeprägtem Organödem

Therapie
Transplantatentfernung.

6.2 Akute interstitielle Abstoßung

Abstoßung nach Aktivierung immunologischer Effektor-mechanismen, d.h. Infiltration des Transplantats mit aktivierten zytotoxischen T-Lymphozyten. Immunologisch bedingte Verschlechterung der Transplantatfunktion erfolgt nach mindestens 4–5 Tagen postoperativ (in bis zu 60% der Transplantationen). Häufung in den ersten Wochen und Monaten postoperativ.

Sonderform: Akzelerierte Form innerhalb der ersten Woche nach Transplantation aufgrund einer second-set-reaction mit Reaktivierung sensibilisierter Lymphozytenklone (T- und B-Zellen).

Prognose
- progredienter Verlauf mit chronischer irreversibler Abstoßung (selten)
- Restitutio ad integrum (häufig)
- Restitutio mit Defektheilung, erhöhte Kreatinin-serumkonzentration

Symptome
- Allgemeinsymptome wie Abgeschlagenheit, Müdigkeit, Fieber mit intermittierendem Verlauf bis zu 39°C
- ggf. palpatorisch Schwellung des Transplantats, Verschlechterung der Organfunktion mit Nachlassen oder Sistieren der Diurese
- Gewichtszunahme
- Atemnot bei drohendem Lungenödem und hypertonen Blutdruckreaktionen

Diagnostik
- Labor
  - kontinuierlicher Anstieg von Kreatinin und Harnstoff
  - Abnahme der Kreatininclearance und Urinnatriumausscheidung
  - qualitativ erfaßbare Proteinurie
  - inkonstante Zunahme der Lymphozyten im Differentialblutbild
  - Erhöhung der Fibrinspaltprodukte im Urin
  - bei schwerer Abstoßung Leukopenie und Thrombozytopenie, Beta-2-Mikroglobulinerhöhung im

Urin, Neopterin im Serum und Urin (DD: Virus-
infekt, Infarkt)
- Doppler-Sonographie, Angiodynographie, Szintigraphie mit 99m-Technetium-DTPA: Durchblutungs-
minderung und Verschlechterung der Ausscheidung
(DD: ATN, Thrombose, Infarkt, hypertone Transplan-
tatvaskulopathie, postrenale Abflußbehinderung, Reflux)
- Ausschluß urologischer Komplikationen durch ante-
grade Urographie nach perkutaner Punktion des Nierenbeckens und Refluxprüfung
- Morphologie (Urinzytologie DD: Infekt)
- Biopsie: Stanze in Lokalanästhesie vom oberen Nie-
renpol unter sonographischer Kontrolle (auswertbar
bei Biopsie der Nierenrinde mit mindestens 7 Glomerula); Beurteilung von akuter Tubulusnekrose, lym-
phozytärer Infiltration, vaskulärer Beteiligung der
akuten interstitiellen Abstoßung und medikamentös-
toxischer Nierenschädigung (z. B. streifige Fibrose
oder Schaumzellbildung als Hinweis für nephrotoxischen Ciclosporin-A-Schaden)

Differentialdiagnose
- akutes Nierenversagen
- medikamentös-toxische Funktionsverschlechterung
- virale oder bakterielle Infektion des Harntrakts
- Wundinfekt
- Gefäßkomplikation des Transplantats (Thrombose)
- Komplikation des ableitenden Harntrakts (Urin-
leckage, Ureterstenose)

Therapie (Rescue-Therapie)
- Methylprednisolon (Urbason®): hochdosierte i.v.-
Gabe (3 Tage je 250 mg i.v. als Bolus), Therapieform
der ersten Wahl, ausgenommen bei Pankreas-Nieren-
Transplantation
- ATG (polyklonale Antikörper, Pressimmun®): Therapie bei kortikoidresistenter Abstoßung; Standarddo-
sierung 4 mg/kgKG über 14 Tage oder wirkungsorien-
tiert nach Lymphozytenanteil im Differentialblutbild
(< 5%) als Infusion in 250 ml 0,9%iger NaCl-Lösung
über 6–8 h, am besten über Zentralvenenkatheter
(Phlebitisrisiko)

Nebenwirkungen: Fieber, Übelkeit, Erbrechen, Muskel- und Gelenkbeschwerden, Thrombozytopenie, Leukopenie, Serumkrankheit bei Sensibilisierung (Antikörpertestung bei Therapiewiederholung)

- OKT3 (monoklonale Antikörper, Orthoclane®): analog zur ATG-Behandlung; 14 Tage je 5 mg i.v. als Bolus
  Nebenwirkungen: Dyspnoe, Fieber, Schüttelfrost, Übelkeit, Diarrhö, Kreislaufstörungen, Gelenkbeschwerden; Milderung des Nebenwirkungssyndroms 30–40 min nach der ersten Applikation durch prophylaktische Gabe von Kortikosteroiden oder Pentoxifyllin (Trental®)

6.3 Chronische Abstoßung

Monate nach Transplantation kontinuierliche Funktionsverschlechterung.

Verlauf
- progredient mit Fibrosierung des chronisch abgestoßenen Transplantats.

Diagnostik
Histologie: zelluläre und humorale Reaktionen an den Transplantatendothelien mit ausgeprägter interstitieller Fibrose und eher spärlichen interstitiellen Infiltraten.

Therapie
- Therapieversuche mit ALG oder Plasmapherese bei manifester chronischer Abstoßung erfolglos
- Indikation zur Zweittransplantation nach Kontrolle der Kontraindikationen und Risikofaktoren bei fortgesetzter Immunsuppression zur Vermeidung einer Sensibilisierung gegen HLA-Antigene; Entfernung des Ersttransplantats unter laufender, aber reduzierter Immunsuppression

7. Schwerste Vergiftungen

A

Die Behandlung schwerer Intoxikationen mit der forcierten Diurese oder einer extrakorporalen Eliminationsmethode ist auf lebensbedrohliche Fälle beschränkt, bei denen auf Grund von Ausfällen von Vitalfunktionen oder akuter Organtoxizität der Substanz ein Abwarten auch unter optimaler intensivmedizinischer Betreuung ein großes Risiko wäre.

7.1 Forcierte Diurese

Vermehrte Elimination von Giften durch eine diuretikagestützte Diurese von 500–1000 ml/h, wobei ein alkalischer Urin (pH > 7,5) die Ausscheidung von Säuren, ein saurer Urin den von basischen Substanzen begünstigt.

Indikation
Neutrale Diurese mit 0,9% NaCl bei Vergiftungen mit:
- Lithium
- Bromiden
- Isoniazid

Alkalisieren des Urins bei Vergiftungen mit:
- Chlorpropamid
- Phenobarbital und anderen lang wirkenden Barbituraten
- Salicylaten
  Ansäuern des Urins wegen Nebenwirkungen und geringer Effektivität verlassen

7.2 Hämodialyse

Extrakorporale Elimination von Giften mit kleinem Molekulargewicht (< 500 Da), geringer Plasmaeiweißbindung, guter Wasserlöslichkeit, kleinem Verteilungsvolumen, verlängerter Eliminationshalbwertzeit und guter Dialysance.

Indikation
Vergiftung mit:
- Äthanol
- Ethylenglykol
- Isopropylalkohol
- Methylalkohol
- Salicylaten
- Lithium
- Schwermetallen
- Bromiden
- Chloralhydrat

7.3 Hämoperfusion

Adsorption von Substanzen aus dem Vollblut an akti-
vierte und Dextran-beschichtete Holzkohle oder Kunstharz (z.B. Amberlite®). Molekulargewicht und hohe
Plasmaproteinbindung sind keine Kontraindikation, da
direkte Bindung möglich.

Indikation
Vergiftung mit:
- Barbituraten
- Meprobamat
- Methaqualon
- Glutethimid
- Phenylhydantoin
- Theophyllin
- Disopyramid
- Chloramphenicol

7.4 Peritonealdialyse

Indikation
Nur falls oben genannte Verfahren nicht zur Verfügung
stehen, dann Indikation wie Hämodialyse.

7.5 Plasmaseparation

Extrakorporale Elimination von Substanzen über den konvektiven Stofftransport, wobei die Membran nur die korpuskulären Blutbestandteile zurückhält, also großmolekulare und plasmaeiweißgebundene Substanzen eliminiert werden. Begrenzte Wirkung durch die in einer Behandlung begrenzt separierbare Plasmamenge.

Indikation
Bisher nicht definiert.

7.6 Hämofiltration

Kontinuierliche oder intermittierende Elimination mittels konvektivem Transport durch eine Membran, die Moleküle bis zu einem Molekulargewicht von 40 000 D passieren läßt. Substanzen, die gering an Plasmaeiweiße gebunden sind mit einem Molekulargewicht von > 1000 D, werden im Vergleich zur Hämodialyse effektiver eliminiert.

Indikation
Bisher nicht definiert.

B. Differentialdiagnose der Hämaturie und Proteinurie

1. Hämaturie 31
2. Proteinurie 31

B

1. Hämaturie

Ausscheidung von mehr als 3000 Erythrozyten (Addis-Count) pro Minute im Urin. Der Nachweis einer Mikrohämaturie (häufig zufällig bei Urinuntersuchung mit einem Indikatorsystem [Urostix®]) oder Makrohämaturie.

Diagnostik

- Sediment untersuchen (Leukozyten, Bakterien?)
- Hämoglobinurie oder Myoglobinurie ausschließen
- glomeruläre Erythrozyturie (> 5% Akanthozyten bei der quantitativen Auswertung der Erythrozytenformen in der Fuchs-Rosenthal-Kammer unter dem Phasenkontrastmikroskop)
- Dreigläserprobe zum Ausschluß einer Urethra- oder Prostatablutung

Falls keine eindeutig zur Diagnose führenden Ergebnisse: Vorgehen entsprechend der Abb. B-1.

2. Proteinurie

Pathologische Eiweißausscheidung (alle im Urin nachweisbaren Proteine) von mehr als 150 mg/24 h. Davon zu unterscheiden ist die Mikroalbuminurie, die bis zu 30 mg/24 h normal ist, in einem Bereich zwischen 30–300 mg/24 h von diagnostischer Bedeutung in Hinsicht auf beginnende und evtl. noch reversible Nierenschäden sein kann (s.a. Kap. H.5.).

Diagnostik

- Gesamteiweiß im Urin (Biuretmethode etc.)
- Urinelektrophorese zur Unterscheidung von glomerulärer und tubulärer Proteinurie und damit unter

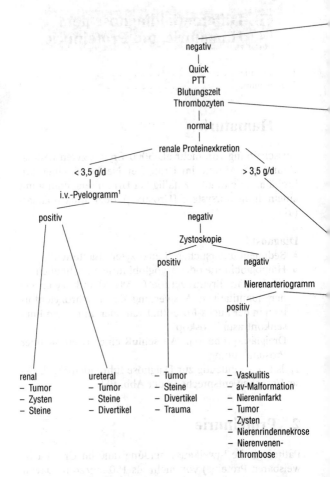

negativ
|
Quick
PTT
Blutungszeit
Thrombozyten
|
normal
|
renale Proteinexkretion

< 3,5 g/d   > 3,5 g/d
|
i.v.-Pyelogramm[1]

positiv   negativ
|
Zystoskopie

positiv   negativ
|
Nierenarteriogramm

positiv

renal   ureteral   – Tumor   – Vaskulitis
– Tumor   – Tumor   – Steine   – av-Malformation
– Zysten   – Steine   – Divertikel   – Niereninfarkt
– Steine   – Divertikel   – Trauma   – Tumor
                                                   – Zysten
                                                   – Nierenrindennekrose
                                                   – Nierenvenen-
                                                     thrombose

Abb. B-1. Vorgehen bei nicht einfach abzuklärender Hämaturie.

Der Erfolg der Diagnostik und Therapie der einer Hämaturie zugrundeliegenden Erkrankung ist oft entscheidend von der Kooperation mit
dem Urologen abhängig, der frühzeitig einbezogen werden sollte.

[1] Ergibt das i.v.-Pyelogramm keine eindeutigen Ergebnisse oder ist es
z.B. wegen einer Niereninsuffizienz nicht durchführbar, ist eine
Computertomographie des Abdomens von den Nieren bis zum
Beckenboden indiziert.

[2] Die Indikation zur Nierenbiopsie bei einer Hämaturie wird allgemein von der gleichzeitig bestehenden Proteinurie abhängig ge-

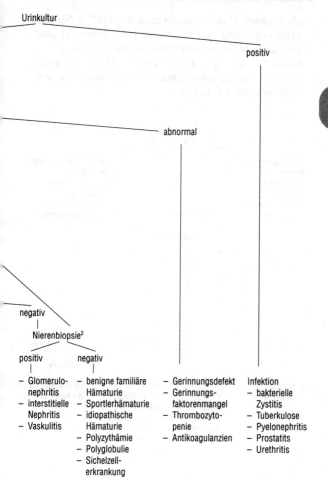

Urinkultur

positiv

abnormal

negativ
|
Nierenbiopsie[2]

positiv   negativ
| |
– Glomerulo-   – benigne familiäre   – Gerinnungsdefekt   Infektion
  nephritis   Hämaturie   – Gerinnungs-   – bakterielle
– interstitielle – Sportlerhämaturie   faktorenmangel   Zystitis
  Nephritis   – idiopathische   – Thrombozyto-   – Tuberkulose
– Vaskulitis   Hämaturie   penie   – Pyelonephritis
                 – Polyzythämie   – Antikoagulanzien   – Prostatits
                 – Polyglobulie   – Urethritis
                 – Sichelzell-
                   erkrankung

macht. Bei Nachweis eines nephrotischen Syndroms (> 3,5 g Protein/24 h/1,73 m²KO), normaler Nierenfunktion oder eingeschränkter Nierenfunktion mit Nachweis normal großer Nieren ist die Nierenbiopsie generell indiziert (s. a. Kap. C.2.). Falls die Proteinurie geringer ist, erhalten der Nachweis einer glomerulären Erythrozyturie und die Differentialdiagnose der Leukozyturie (Lymphozyten, eosinophile Leukozyten – interstitielle Nephritis? segmentkernige Leukozyten – Harnwegsinfekt?) Bedeutung für die Biopsieindikation.

Umständen glomerulären von interstitiellen Nieren-
prozessen, und von selektiver (nur Albumin) und
unselektiver Proteinurie (Albumin und andere, insbesondere Immunglobuline), differentialdiagnostischer
Hinweis bei idiopathischer Glomerulonephritis mit
nephrotischem Syndrom

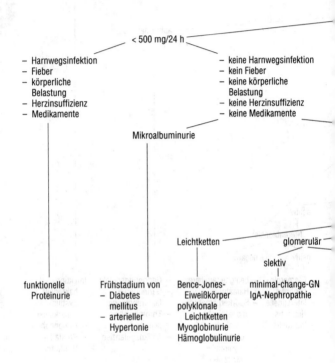

Abb. B-2. Vorgehen bei Proteinurie (> 150 mg/24 h).

- Serum-Eiweiß, Serum-Albumin, Lipoproteine bei Verdacht auf nephrotisches Syndrom (Urinausscheidung von > 3,5 g/24 h/1,73 m²KO)
- S.a. Abb. B-2.

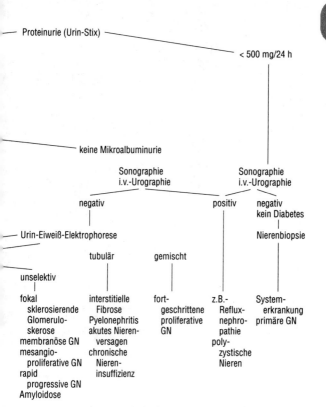

C. Glomerulonephritis

1. Vorbemerkung 37
2. Nierenbiopsie 38
3. Endokapilläre (akute) Glomerulonephritis 39
4. Glomeruläre Minimalläsionen
   (minimal-change-Glomerulonephritis) 40
5. Fokal segmental sklerosierende Glomerulonephritis 41
6. Membranöse Glomerulonephritis 42
7. Membranoproliferative Glomerulonephritis
   Typ I, II und III 43
8. Mesangioproliferative Glomerulonephritis 44
9. IgA-Nephropathie (Morbus Berger) 44
10. Rapid progressive Glomerulonephritis 45
11. Nephrotisches Syndrom im Kindesalter 47

1. Vorbemerkung

Entzündliche, nicht eitrige, diffus, segmental oder fokal verteilte Entzündung der Glomeruli beider Nieren.

Diagnostik

- Anamnese: Alter, Geschlecht, Familienanamnese, Medikamente, Infekte der oberen Luftwege, Polyurie, Nykturie, Harnmenge, Verfärbung/Schäumen des Urins, Kopfschmerzen, Ödeme
- Blut: Blutbild einschließlich Differentialblutbild, Gerinnung, Blutzucker, Elektrolyte, Leberenzyme, Gesamteiweiß, Albumin, Eiweißelektrophorese, Lipoproteine, Nierenfunktion, Schilddrüsenfunktion, Immunglobuline IgA, IgM, IgG, Komplementfaktoren C3, C4, C50H, Rheumafaktor, Antistreptolysin-Titer, c- und p-ANCA, anti-GBM-Antikörper, nephritischer Faktor, anti-DNA-Antikörper
- Serologie: Hepatitis, Herpes, HIV, EBV, Hantaan, Lues, Mykoplasmen, Leptospiren
- Urin: Proteinurie (quantitativ/qualitativ), Hämaturie, Erythrozytenmorphologie, Erythrozytenzylinder, Leukozyten Blutdruck
- Sonographie: Nierengröße, Seitensymmetrie, Parenchym/Pyelonverhältnis
- Nierenbiopsie (s. Kap. C.2)

Allgemeine Therapiemaßnahmen
- Bettruhe bei akutem Krankheitsverlauf
- Hypertoniebehandlung, falls erforderlich (bevorzugt Kalziumantagonisten, ACE-Hemmer, Alpha-Rezeptorenblocker)
- Proteinrestriktion bei nephrotischem Syndrom (0,6 g/kgKG/d + die im Urin ausgeschiedene Proteinmenge)
- Diuretika und Kochsalzrestriktion (5 g NaCl/d) bei Ödemen, bevorzugt Furosemid (Lasix®); Cave: kaliumsparende Diuretika bei Serum-Kreatinin > 2 mg/dl kontraindiziert, Thiazide unwirksam
- Antikoagulation bei vorausgegangenen Thrombosen mit Kumarin-Derivaten (Marcumar®, Sintrom®)

Spezielle Therapiemaßnahmen
- Eine spezifische Therapie ist in aller Regel bei allen nachfolgenden Glomerulonephritiden nur indiziert, wenn:
  – Serum-Kreatinin < 2 mg/dl
  – Proteinurie > 3,5 g/24 h
  Ausnahme: rapid-progressive Glomerulonephritis
- antibiotische Therapie bei Glomerulonephritiden nach bakteriellen Infektionen
- Kortikosteroid-Therapie bei der glomerulären Minimalläsion (minimal-change-Glomerulonephritis)
- immunsuppressive Therapie und Plasmapherese bei der rapid progressiven Glomerulonephritis Typ I
- Nephrektomie (medikamentös oder mittels Embolisation) bei schwerem therapieresistenten nephrotischen Syndrom

Eine spezielle Therapie bei allen anderen Glomerulonephritisformen sollte nur im Rahmen einer kontrollierten klinischen Studie erfolgen.

2. Nierenbiopsie

Indikation
- Verdacht auf therapiebedürftige, primäre oder sekundäre Glomerulonephritis
- Verdacht auf Nierentransplantatabstoßung, -infektion

Kontraindikation
- absolut: anatomische und funktionelle Einzelniere, hämorrhagische Diathese, Harnwegsinfektionen, Nierentumoren, Zystennieren, Hydronephrose, Pyonephrose, Nierenabszeß, Nierentuberkulose, Aneurysma der A. renalis, ausgeprägte Gefäßsklerose, terminale Niereninsuffizienz, Ablehnung des Patienten
- relativ: Hypertonie, fortgeschrittene Niereninsuffizienz, Diabetes mellitus, Nephrokalzinose, Nierenzysten, Nierenvenenthrombose

Methode
- Nephrologe, Nierenpathologe
- Sonographie-gesteuert
- perkutan, in der Regel unterer Pol der rechten Niere, bei Transplantatniere oberer Pol des Transplantats
- Biopsienadeln: TruCut®, Diamed-Biopty®, Menghini®; *nicht* Vim-Silverman-Spaltnadel®, da zu traumatisierend

Komplikationen
- Hämaturie (Makrohämaturie in 5–9%, Transfusion in 0,1–3% erforderlich), Blasentamponade (Spülkatheter legen)
- perirenales Hämatom (im CT in 50–85% nachweisbar)
- AV-Fistel, Aneurysma (selten)
- Infektion
- Nierenbeckenfehlpunktion, Urinom
- Milz-, Leber-, Pleurafehlpunktion (sehr selten)
- chirurgische Intervention (einschließlich Nephrektomie) in < 0,2% erforderlich
- Todesfälle < 0,1%

3. Endokapilläre (akute) Glomerulonephritis

Sekundäre Immunkomplexerkrankung, meist nach Streptokokkeninfektion, mit Ablagerung der Immunkomplexe subepithelial, an der Außenseite der glomerulären Basalmembran.

Symptome
- plötzlich auftretender rost-brauner Urin

- Hypertonie
- nephritisches Ödem
- eventuell Nierenversagen
- gelegentlich Enzephalopathie

Spezielle Diagnostik
- Antistreptolysin-Titer > 300 IE

Spezielle Therapie
- bei gesicherter vorausgegangener Streptokokken-infektion: Penicillin V 1,6–3,2 Mio IE/d für 4 Wochen
- keine Kortikosteroide!

4. Glomeruläre Minimalläsionen (minimal-change-Glomerulo-nephritis)

Meist mit einem nephrotischen Syndrom einhergehende glomeruläre Erkrankung mit nur geringgradigen histopathologischen Veränderungen im Sinne einer Fusion der Fußfortsätze bei den Podozyten.

Symptome
- bevorzugt bei Kindern
- plötzlicher Beginn
- Ödeme
- seltener Hämaturie und Hypertonie

Spezielle Diagnostik
- Urin-Eiweiß-Elektrophorese: meist schwere, selektive, glomeruläre Proteinurie

Spezielle Therapie
- Prednisolon (Decortin H®): 1 mg/kgKG/d für 6 Wochen bzw. bis einschließlich 14 Tage nach Ansprechen der Therapie (Proteinurie < 1 g/24 h), anschließend stufenweise Dosisreduktion um 50% pro Woche bis auf 20 mg/d, dann alle 3 Tage um weitere 5 mg
- Rezidiv: Wiederholung der Prednisolon-Therapie (s. o.)

- Jugendliche mit häufigem Rezidiv (> 2 Rezidive pro Jahr, Remissionsdauer < 3 Monate): Versuch der alternierenden Prednisolon-Therapie (Decortin H®) 25–35 mg/m²KO jeden 2. Tag
- erneutes Rezidiv: Wiederholung der Nierenbiopsie und anschließend Einleitung einer Chemotherapie (Erfolg nicht gesichert):
  - Chlorambucil (Leukeran®) 0,15 mg/kgKG/d für 2 Wochen, anschließend 0,3 mg/kgKG/d für weitere 4 Wochen (kumulative Höchstdosis: 11 mg/kgKG); Dosisanpassung von Chlorambucil falls die Leukozytenzahl < 5000/µl
  zusätzlich Prednisolon (Decortin H®) 1 mg/kgKG/d
  - alternativ: Cyclophosphamid (Endoxan®) 100 mg/d (absolute Lymphozytenzahl < 1000/µl); zusätzlich Prednisolon (Decortin H®) 1 mg/kgKG/d
- Therapieversager: Versuch mit Cyclosporin A (Sandimmun ®) initial 5 mg/kgKG/d und Dosisanpassung (therapeutische Konzentration im Vollblut: 80–120 ng/ml); Auslaßversuch nach 6 Monaten; zusätzlich Prednisolon 5–15 mg/d

5. Fokal-segmental sklerosierende Glomerulonephritis

Herdförmige, mesangiale Matrixvermehrung (Sklerose) mit Bevorzugung der juxtamedullären Glomeruli; eventuell Spätstadium der steroidresistenten, glomerulären Minimalläsionen (s. o.); führt i.d.R. zur terminalen Niereninsuffizienz.

Symptome
- asymptomatische Proteinurie oder nephrotisches Syndrom
- Hämaturie
- Hypertonie
- meist progrediente Niereninsuffizienz

Spezielle Diagnostik
- Urin-Eiweiß-Elektrophorese (SDS-Page): unselektive, glomeruläre Proteinurie mit teils schon zu Beginn bestehender tubulärer Komponente

Spezielle Therapie
- Prednisolon (Decortin H®) 1,5 mg/kgKG/d für mindestens 2 Wochen; bei therapeutischem Ansprechen (Proteinurie um 50% reduziert): langsame Dosisreduktion wöchtenlich um 50% bis auf 30 mg, dann monatlich um 5 mg
- eventuell zusätzlich: Acetylsalicylsäure (Colfarit®) 500 mg/d für 6–8 Wochen
- bei Therapieresistenz: Versuch mit
  - Chlorambucil (Leukeran®) 0,1–0,4 mg/kgKG/d (absolute Lymphozytenzahl < 1000/µl); zusätzlich alternierend Prednisolon (Decortin H®) 10–30 mg/d jeden 2. Tag
  - alternativ: Ciclosporin A (Sandimmun®) initial 3 mg/kgKG/d (therapeutische Konzentration im Vollblut 80–120 ng/ml); nach 6 Monaten Auslaßversuch

6. Membranöse Glomerulonephritis

Primäre oder sekundäre, immunkomplexvermittelte Glomerulonephritis; häufigste Ursache des nephrotischen Syndroms beim Erwachsenen; in ca. 20% zur terminalen Niereninsuffizienz führend.

Symptome
- nephrotisches Syndrom

Diagnostik
- Ausschluß sekundärer Formen (Lupus erythematodes disseminatus, Sarkoidose, Heroinabusus, Hepatitis B, Malaria, Lues, Neoplasmen, Schwermetallexposition)

Spezielle Therapie
- keine gesicherte spezielle Therapie
- Therapieversuch nach Ponticelli:
  - Zyklus A (1. Monat): Methylprednisolon (Urbason R®7 1 g i.v. für 3 Tage über 20–30 min, anschließend Prednisolon (Decortin H®) 0,5 mg/kgKG/d p.o. bis zum Beginn von Zyklus B
  - Zyklus B (2. Monat): Absetzen der Prednisolon-Therapie und Gabe von Chlorambucil (Leukeran®) 0,2 mg/kgKG/d p.o.

- abwechselnde Wiederholung der Zyklen A und B für insgesamt 6 Monate
- Dosisanpassung von Chlorambucil, falls Leukozytenzahl < 5000/µl
- alternativ de-Santo-Schema:
  - Prednisolon (Decortin H®) initial 1 mg/kgKG/d für 1 Woche, schrittweise Dosisreduktion auf 0,3 mg/kgKG/d bis zum Ende des 1. Therapiemonats, weitere Dosisreduktion auf 0,15 mg/kgKG/d bis zum Ende des 2. Therapiemonats, anschließend Dosis als Dauertherapie fortsetzen
- Cyclosporin A (Sandimmun®) initial 3 mg/kgKG/d, Dosisanpassung bis zur therapeutischen Konzentration von 80–120 ng/ml (Vollblut) innerhalb von 2 Wochen; Auslaßversuch nach 6 Monaten

7. Membranoproliferative Glomerulonephritis Typ I, II und III

Seltene Glomerulonephritisform mit ausgeprägter mesangialer Proliferation und Ablagerungen von elektronendichtem Material subendothelial (Typ I) oder in der Lamina densa (Typ II) bzw. mit Destruktion der glomerulären Basalmembran (Typ III).

Symptome
- nephrotisches Syndrom in 50% der Fälle
- Hämaturie
- Hypertonie
- rapid-progressiver Verlauf bei Typ II in 10% der Fälle

Spezielle Diagnostik
- Hypokomplementämie
  - Typ I: C1q, C4, (C3) ↓
  - Typ II: C3 ↓, C3-Nephritisfaktor
  - Typ III: ????
- Urin-Eiweiß-Elektrophorese (SDS-Page): unselektive glomeruläre Proteinurie, Fibrin und Fibrinogen-Spaltprodukte

Spezielle Therapie
- Dipyridamol (Persantin®) 75 mg/d p.o. und Acetyl-salicylsäure (Colfarit®) 500 mg/d als Dauermedikation

8. Mesangioproliferative Glomerulonephritis

Chronische Glomerulonephritis mit mehr oder weniger stark ausgeprägter Vermehrung der Mesangiumzellen und nur selten mit nephrotischem Syndrom einhergehend; Abgrenzung von der IgA- (und IgM-) Nephropathie anhand der Immunhistologie.

Symptome
- Hypertonie
- Erythrozyturie
- langsam fortschreitende Niereninsuffizienz

Spezielle Therapie
- Prednisolon (Decortin H®) 1 mg/kgKG/d für 6 Wochen bzw. bis 14 Tage nach Ansprechen der Therapie (Proteinurie < 1 g/24 h), anschließend stufenweise, wöchentliche Dosisreduktion um 50% bis auf 20 mg/d, dann alle 3 Tage um 5 mg
- eventuell zusätzlich ACE-Hemmer (Normotonie anstreben) mit Diuretikum kombinieren

9. IgA-Nephropathie (Morbus Berger)

Häufigste Glomerulonephritisform des Erwachsenen mit mesangialer IgA-Ablagerung und Mesangialzellproliferation.

Symptome
- rezidivierende Makrohämaturie
- häufig asymptomatische Mikrohämaturie
- selten: Hypertonie und große Proteinurie mit schlechter Prognose

Spezielle Diagnostik
- IgA ↑ in ca. 50% der Fälle
- Ausschluß sekundärer Formen (alkoholtoxische Leberzirrhose, pulmorenales Syndrom, hepatorenales Syndrom, Lupus erythematodes disseminatus, Purpura Schoenlein-Henoch)

Spezielle Therapie
- sorgfältiges Abwägen von Risiko und Nutzen
- Therapieversuch:
  - Prednisolon (Decortin H®) 1 mg/kgKG/d für 6 Wochen bzw. bis 14 Tage nach Ansprechen der Therapie (Proteinurie < 1 g/24 h), anschließend stufenweise, wöchentliche Dosisreduktion um 50% bis auf 20 mg/d, dann alle 3 Tage um 5 mg
  - Indomethacin (Amuno®) 100 mg/d und Acetylsalicylsäure (ASS 100®) 100 mg/d für 1 Jahr

10. Rapid progressive Glomerulonephritis

Akut beginnende, rasch zur terminalen Niereninsuffizienz führende glomeruläre Entzündung.

> Falls nach 8wöchiger Therapie der rapid progressiven Glomerulonephritis keine Remission zu erkennen ist, sollte die Nierenbiopsie wiederholt werden. Findet sich dann eine interstitielle Fibrose und/oder größtenteils hyalinisierte Glomeruli, dann soll die Therapie beendet und der Patient in ein chronisches Dialyseprogramm aufgenommen werden.

Symptome
- unspezifische Allgemeinsymptome (Arthralgien, Muskelschmerzen, Abdominalbeschwerden) gehen den Nierensymptomen ca. 2 Wochen voraus
- Hämaturie
- Azotämie
- Proteinurie

10.1 Typ I (anti-GBM-Glomerulonephritis, Sonderform: Goodpasture-Syndrom)

Spezielle Diagnostik
- zirkulierende anti-GBM-Antikörper
- Urin-Eiweiß-Elektrophorese (SDS-Page): unselektive glomerulär-tubuläre Mischproteinurie

Spezielle Therapie
- dreifache Kombinationstherapie
- Beginn mit Plasmapherese: 40–50 ml/kgKG Plasmaaustausch gegen 100% Frischplasma (fresh frozen plasma) bzw. Frischplasma/Humanalbumin 5% (Verhältnis 1:1) mit mindestens 15 Behandlungen über 2 Wochen; bei Ansprechen der Therapie auch länger
- zusätzlich modifizierte Kortikosteroid-Stoßtherapie mit Prednisolon (Solu-Decortin H®) 0,5 g i.v. in den ersten 3 Tagen, anschließend Prednisolon (Decortin H®) 100 mg/d p.o. für 1 Woche und wöchentlicher Dosisreduktion um 20 mg bis 40 mg, dann Reduktion um 5 mg pro Woche bis auf 5–15 mg/d
- zusätzlich Cyclophosphamid (Endoxan®) initial 3 mg/kgKG/d p.o. (absolute Lymphozytenzahl < 1000/µl)
- Behandlungsdauer: ca. 8–10 Monate
- Cyclophosphamid- und Prednisolon-Therapie bis 6 Monate nach Erreichen der Remission fortsetzen

10.2 Typ II und III

Spezielle Diagnostik
- anti-ds-DNS-Antikörper
- c-ANCA, p-ANCA

Spezielle Therapie
- Wert der Plasmapherese nicht gesichert
- Prednisolon-Therapie wie unter Kap. C. 10.1 beschrieben
- Cyclophosphamid-Stoßtherapie (Endoxan®) 350 mg/m²KO i.v. einmalig zu Beginn, dann Fortsetzung mit initial 3 mg/kgKG/d p.o. (absolute Lymphozytenzahl < 1000/µl)

- alternativ „modifiziertes Euler-Schema":
  - Plasmapherese an Tag 1, 2 und 3 mit 40–50 ml/ kgKG Plasmaaustausch gegen Humanalbumin 5%
  - Prednisolon-Stoßtherapie 500 mg/d i.v. an Tag 1, 2 und 3 nach Plasmapherese
  - Cyclophosphamid-Stoßtherapie (Endoxan®) 350 mg/m^{2}KO i.v. einmalig nach der letzten Plasmapherese, dann Fortsetzung mit initial 3 mg/kgKG/d p.o. (absolute Lymphozytenzahl < 1000/μl)

11. Nephrotisches Syndrom bei Minimal-Change-, fokal sklerosierender und membranoproliferativer Glomerulonephritis im Kindesalter

Die häufigste zugrundeliegende Erkrankung beim nephrotischen Syndrom (NS) ist die Minimal-Change-GN (MCGN; 77%), gefolgt von der fokal-sklerosierenden GN (FSGN; 6,7%) und der membranoproliferativen GN (MPGN; 6,2%).

Diagnostik
Eine primäre Nierenbiopsie ist bei den meisten Kindern nicht erforderlich. Mit Hilfe eines einfachen Programms kann mit großer Sicherheit die Diagnose einer Minimal-Change-GN (MCGN) gestellt werden und die Steroidsensibilität erprobt werden. Aus der Konstellation typisches Erkrankungsalter zwischen dem 2. und 6. Lebensjahr, Fehlen einer Hämaturie, normalem Serum-C3-Komplement, Normotonie und gutem Ansprechen auf Steroide ergibt sich mit hoher Sicherheit die Diagnose MCGN.
Indikationen für eine Nierenbiopsie im Kindesalter bei nephrotischem Syndrom sind Steroidresistenz, begleitende Hypertonie, Hämaturie oder C3-Erniedrigung sowie atypisches Alter.

Therapie

Steroide
- bei der MCGN in 93%, bei der FSGN in 21% und bei der MPGN in 7% erfolgreich
- bei Erstmanifestation: 60 mg Decortin® pro m²KO oral in 3 Einzeldosen über 6 Wochen, unabhängig vom Zeitpunkt des Verschwindens der Proteinurie; danach 6 Wochen alternierende Decortin®-Behandlung mit 40 mg/m²KO als Einzeldosis.
- Standard-Rezidivschema: 60 mg Decortin® pro m² KO in 3 Einzeldosen bis der Urin 3 Tage eiweißfrei ist, dann Anschluß der 6wöchigen alternierenden Therapie

Cyclophosphamid (Endoxan®)
- Indikationen: Steroidtoxizität (starke Cushing-Symptomatik, Hypertonie, Minderwuchs, Cataracta, Verhaltensänderungen) beim häufig rezidivierenden nephrotischen Syndrom oder beim steroidabhängigen nephrotischen Syndrom (schnelles Rezidiv oder nur partielle Minderung der Proteinurie)
- Vorbedingung: Nierenbiopsie zur Sicherung der Diagnose
- Dosierung: 2 mg/kgKG/d über 12 Wochen

Ciclosporin A (Sandimmun®)
- Indikation: Steroidtoxizität und erfolglose Cyclophosphamid-Therapie
- Dosierung: initial 150 mg/m²KO/d in 2 Einzeldosen, standardisierte Einnahmebedingungen, Kontrolle der Vollblutspiegel am Tag 3, 7, 14 und 28, danach variabel je nach Bedürfnis, gewünschte Vollblutkonzentration 80–160 ng/ml (RIA mit monoklonalem Antikörper).

D. Nierenbeteiligung bei Systemerkrankungen

1. Goodpasture-Syndrom 49
2. Systemischer Lupus erythematodes 50
3. Amyloidose 53
4. Sarkoidose 55
5. Rheumatoide Arthritis und rheumatisches Fieber 56
6. Sjögren-Syndrom 57
7. Hämolytisch-urämisches Syndrom 58
8. Thrombotisch-thrombozytopenische Purpura 59
9. Sichelzellanämie 59
10. AIDS 60

Eine Miterkrankung der Nieren ist bei zahlreichen Systemerkrankungen zu beobachten und kann häufig in die terminale dialysepflichtige Niereninsuffizienz führen.

1. Goodpasture-Syndrom

Pulmonale Blutungen und rapid progressive Glomerulonephritis. Männer häufiger als Frauen. Bevorzugtes Alter zwischen 20 und 40 Jahren. Häufig respiratorische Infekte der oberen Luftwege. Einatmen von kohlenwasserstoffhaltigen Dämpfen oder vorausgehend genetische Prädisposition für HLA-DR2-Träger.

Symptome
- Hämoptoe
- Hämaturie
- Zeichen der rapid progressiven GN
- Hypertonie eher selten

Diagnostik
- wie bei rapid progressiver GN (s. Kap. C.9.)
- im Labor: zusätzlicher Nachweis von Anti-GBM-Antikörpern
- Nierenbiopsie: Nachweis einer linearen Ablagerung von IgG entlang der GBM (Immunfluoreszenz)
- Röntgen-Thorax: Zeichen der Lungenblutung

Differentialdiagnose

- Vaskulitiden, Wegenersche Granulomatose
- bakterielle oder virale Pneumonien
- bakterielle Endokarditis
- Purpura Schoenlein-Henoch
- Lungenembolie mit nephrotischem Syndrom

Therapie

Wie bei rapid progressiver Glomerulonephritis, Typ I (s. Kap. C.10.1).

2. Systemischer Lupus erythematodes

Ätiologisch unklare Systemerkrankung, bei der immunologisch vermittelte Nierenschäden zu einem ernsten klinischen Krankheitsbild führen. Dabei findet sich ein breites Spektrum über glomeruläre, tubuläre und vaskuläre Erkrankungen, so daß die Nierenbiopsie die verschiedensten Formen der Glomerulonephritis aufzeigen kann.

Verschiedene Kriterien wurden zur Klassifizierung des SLE festgelegt (Tab. D-1). Die Klassifikation der Lupus-Nephritis s. Tab. D-2.

Symptome

- Hämaturie, Proteinurie
- Bluthochdruck
- Ödeme
- Oligo-Anurie
- Luftnot
- Nykturie
- extrarenale Symptome des SLE

Diagnostik

Procedere wie bei Verdacht auf primäre Glomerulonephritis (s. Kap. C.).

- abnormes Blutbild, Blutgerinnung (Thrombozyten, Quick, PTT), Gesamteiweiß, Eiweißelektrophorese, evtl. erhöhtes Serum-Kreatinin und Serum-Harnstoff, endogene Kreatininclearance, Leberenzyme (GOT, GPT), Virusserologie, abnorme Urinanalyse, Nachweis von LE-Zellen oder Anti-Doppelstrang-DNA-

Tabelle D-1. Revidierte Kriterien zur Klassifikation des SLE nach der Amerikanischen Rheuma-Gesellschaft (ARA) [Tan et al. Arthritis Rheum 25 (1982) 1271–1277].

Schmetterlingsexanthem

diskoider Lupus

Photosensitivität

Ulzerationen der Mund- und Nasenschleimhaut

Arthritis

Serositis
- Pleuritis
- Perikarditis

Nierenbeteiligung
- persistierende Proteinurie > 0,5 g/d oder im Urinstix® Proteine 3fach positiv
- zelluläre Zylinder im Urin (Erythrozyten, Hämoglobin, granuläre, tubuläre oder gemischte)

Neurologische Störungen (Krämpfe oder Psychose ohne Nachweis metabolischer Störungen)

Hämatologische Erkrankungen
- hämolytische Anämie – mit Retikulozytose
- Leukopenie – weniger als 4000/mm³ in zwei oder mehr Kontrollen
- Lymphopenie – weniger als 1500/mm³ gesamt in zwei oder mehr Kontrollen
- Thrombozytopenie – weniger als 100000/mm³ (nicht medikamentös induziert)

Immunologische Veränderungen
- positiver LE-Zell-Nachweis
- abnorme Titer von Anti-DNA
- Nachweis von Anti-Sm
- falsch-positive Syphilis-Serologie

Antinukleäre Antikörper

Tabelle D-2. Klassifikation der Lupus-Nephritis (WHO).

Klasse I	normale oder geringe Erkrankung
Klasse II	mesangiale Erkrankung
A	nur Immunglobulinablagerungen
B	Ablagerungen und mesangiale Expansion
Klasse III	fokal proliferative GN
Klasse IV	diffuse proliferative GN
Klasse V	membranöse GN

Antikörpern oder Anti-Sm-Antikörper, falsch-positive Syphilisserologie, erniedrigte Serumspiegel von C3, C4 und CH50.

Cave: Kongenitaler Komplementdefekt mit normalem C3 und C4 bei reduziertem CH50.

- abnorme Urinanalyse: isolierte Hämaturie bis schwere Proteinurie, nephritisches Urinsediment (Hämaturie, Leukozyturie, Erythrozyten- und Zellzylinder); Messung der Eiweißausscheidung pro 24 h; Urinelektropherese: meist keine selektive Proteinurie
- Nierensonographie
- Nierenbiopsie

Therapie

Cave: Die Entscheidung zu einem intensivierten Behandlungsversuch muß möglichst rasch gefällt werden; eine abwartende Haltung kann den Therapieerfolg gefährden. Gute therapeutische Chancen bestehen auch bei der durch die Lupus-Nephritis verursachten dialysepflichtigen Niereninsuffizienz, sofern in der Nierenhistologie keine interstitielle Fibrose gefunden wird.

- Therapieversuch (maximal 6 Wochen) mit
  - Prednisolon (Decortin H®) 1 mg/kgKG/d p.o.
- wenn hierunter weiterhin Proteinurie > 1 g/24 h:
  - Cyclophosphamid-Stoßtherapie (Endoxan®) 0,5 bis 1,0 g/m²KO i.v. einmal pro Monat für 6 Monate, Dosisanpassung an Leukozytenzahl 14 Tage nach Cyclophosphamid-Gabe: Leukozyten < 2000/µl Dosisreduktion um 20%, Leukozyten > 2000/µl Dosiserhöhung um 20%; cave: Dosisanpassung an eingeschränkte Nierenfunktion
  - zusätzlich Prednisolon (Decortin H®) 15–20 mg p.o. alternierend jeden 2. Tag
- Erhaltungstherapie:
  - Cyclophosphamid-Stoßtherapie (Endoxan®) 0,5 bis 1,0 g/m²KO i.v. (Dosisanpassung s.o.) alle 3 Monate für 2 Jahre, anschließend Auslaßversuch

- alternativ: Azathioprin (Imurek®) 50–100 mg/d p.o. für 2 Jahre, anschließend Auslaßversuch
- Synchronisationsversuch bei schwerem Verlauf (experimentell):
  - Plasmapherese an 3 aufeinander folgenden Tagen (60 ml/kgKG) gegen 4–5% Humanalbumin, bei Fibrinogen < 120 mg/dl gegen Humanalbumin/ fresh frozen plasma 1:1
  - Cyclophosphamid-Stoßtherapie (Endoxan®) 0,5 bis 1,0 g/m²KO i.v. (Dosisanpassung s.o.) innerhalb von 24 h nach letzter Plasmapherese
  - Durchführung der Kombinationsbehandlung für 6 Monate
  - eventuell zusätzlich Prednisolon-Stoßtherapie (Decortin H®) 500 mg/d i.v. für 3 Tage und anschließender Dosisreduktion bis auf 15–20 mg p.o. alternierend jeden 2. Tag
- Therapiekomplikationen: lebensbedrohliche Infektionen, Knochenmarkssuppression, hämorrhagische Zystitis, sekundäre Amenorrhö, Haarausfall, Sterilität, Neoplasien

Literatur

Austin, A., et al.: New Engl. J. Med. 314 (1986) 614.
Balow, J. E., et al.: New Engl. J. Med. 311 (1984) 491.

3. Amyloidose

Generalisierte oder lokalisierte Proteinablagerung in verschiedenen Organen (histologisch in der Umgebung von Retikulumfasern und Basalmembranen oder entlang kollagener Fasern). Von den unterschiedlichen Proteintypen sind am häufigsten Amyloid L (AL) (bei immunozytären Erkrankungen wie Plasmozytom und Makroglobulinämie) und Amyloid A (AA) (vor allem im Rahmen von chronisch entzündlichen Prozessen sowie Malignomen, selten hereditär wie bei dem familiären Mittelmeerfieber).

3.1 Primäre Amyloidose

Männer sind bei primärer Amyloidose häufiger betroffen als Frauen. 97% der Patienten > 40 Jahre.

Symptome
Hauptsächlich von dem Organbefall bestimmt!

- allgemein: Müdigkeit, Schwäche, Gewichtsverlust, Luftnot, Ödeme, Parästhesien, leichter Kopfschmerz, Synkopen, Purpura, gelegentlich Claudicatio intermittens (10%), Hepatomegalie (50%), selten Splenomegalie, Karpaltunnelsyndrom, Anämie, Thrombozytose
- Herz- und Kreislaufbefall: Zeichen der Herzinsuffizienz, Herzrhythmusstörungen, Angina pectoris, Herzinfarkt, selten: Kardiomyopathie, orthostatische Hypotension
- Nierenbefall: Proteinurie (80%), Niereninsuffizienz (50%), nephrotisches Syndrom (30%), selten: Makrohämaturie, Diabetes insipidus, Fanconi-Syndrom, Priapismus, Nierenvenenthrombose

Diagnostik
Biopsie/Histologie (Schleimhaut von Rektum, Mund, Magen-Darm-Trakt, Niere, N. suralis, Knochenmark).

> Cave: In letzter Zeit wird, insbesondere bei generalisierter Amyloidose, vor allem Fettaspiration aus der Bauchhaut empfohlen.

Therapie
Keine spezifische Therapie bekannt!

- bei sekundären Amyloidosen Behandlung der Grundkrankheit
- bei Nierenbefall und Niereninsuffizienz evtl. Nierenersatztherapie

> Cave: Bei Transplantation erneuter Befall nicht auszuschließen, daher vorher genaue Bestimmung der Art der Amyloidose.

3.2 Familiäres Mittelmeerfieber

Die Ätiologie ist bisher ungeklärt. In ca. 90% der Fälle entwickeln die Patienten eine AA-Amyloidose.

Symptome
- intermittierende Fieberschübe
- Serositiden

Therapie
Colchicin (Colchicum-Dispert®) 0,6 mg 3×täglich. Hierdurch können die akuten Episoden mit abdominellen Schmerzen und Fieber gelindert werden und das Auftreten von Amyloidose bei diesen Patienten reduziert werden.

4. Sarkoidose

Eine Nierenbeteiligung tritt im wesentlichen auf in Form von
- tubulointerstitiellen Granulomen
- Nephrokalzinose, Nephrolithiasis und Polyurie (auf Grund von Hyperkalzämie, Hyperkalzurie wegen erhöhter Produktion von $1,25(OH)_2$-Vitamin D in Granulomen)

Symptome
Symptome der Grundkrankheit sowie o.g. renaler Beteiligung.

Therapie
- Behandlung der Grundkrankheit (z.B. 1 mg Prednisolon/kgKG für 4–6 Wochen; anschließend langsame Reduktion je nach Klinik)
- zur Suppression von Hyperkalzämie und Hyperkalzurie 10–20 mg Prednisolon/d
- bei Vorliegen renaler Granulome Therapieeinleitung mit höherdosierten Glukokortikoiden

> Cave: übermäßige Sonnenlichtexposition sollte wegen der die Vitamin-D-Synthese-steigernden Wirkung vermieden werden!
> Vermeide Thiaziddiuretika!

– Behandlung der Hyperkalzämie (s. Kap. J.3.1).

5. Rheumatoide Arthritis und rheumatisches Fieber

Chronische Erkrankung der Gelenke mit symmetrischer Beteiligung der Hand-, Finger- und Fußgelenke, die zur Zerstörung der Gelenke führt. Nierenerkrankung, einmal bedingt durch die rheumatoide Arthritis (membranöse GN, mesangioproliferative GN, rapid progressive GN, nekrotisierende Vaskulitis), und zum anderen Folge der Therapie:

- Gold: membranöse GN, akute Tubulusnekrose
- Penicillamin: perimembranöse GN, rapid progressive GN
- nicht-steroidale Antiphlogistika: akutes Nierenversagen mit Tubulusnekrose, akute tubulointerstitielle Nephritis, Minimal-Change-GN
- Analgetika: Papillennekrose, chronische Niereninsuffizienz

Es scheint eine genetische Prädisposition für die Entwicklung einer Nephropathie nach Gold- und Penicillaminmedikation zu geben, insbesondere für HLA-DR3-positive Patienten.

Nierenerkrankung kann auch Folge des chronischen Entzündungszustands sein und dann zu einer Nierenamyloidose vom AA-Typ führen.

Symptome
- Fieber
- Arthralgien
- Ödeme
- Hämaturie, Proteinurie, Oligo-Anurie

Diagnostik
Wie bei primärer Glomerulonephritis (s. Kap. C.).

Therapie
Wie bei primärer Glomerulonephritis (s. Kap. C.).

6. Sjögren-Syndrom

Erkrankung, die mit gestörtem Tränenfluß (Keratoconjunctivitis sicca, Xerophthalmie), trockenem Mund (Xerostomie) und Arthritis einhergeht und vor allem Frauen, meist zwischen dem 50. und 70. Lebensjahr, befällt. Sekundär als Folge von SLE, chronischer Polyarthritis, progressiver Systemsklerose, oder Polymyositis. Die renale Beteiligung imponiert als:

- renal-tubuläre Azidose (distal häufiger als proximal)
- nephrogener Diabetes insipidus
- interstitielle Nephritis (akut, chronisch, Pseudolymphome)
- Nephrokalzinose
- glomeruläre Erkrankung (sekundär häufiger als primär)
- nekrotisierende Vaskulitis

Diagnostik
- leichte normochrome, normozytäre Anämie (25%), Leukopenie (30%), erhöhte BSG, Rheumafaktor positiv (75–90%), direkter Coombs-Test positiv, verschiedene Autoantikörper positiv
- keine große Proteinurie

Therapie
- supportive Maßnahmen zur Behandlung der Grundkrankheit
- renal-tubuläre Azidose mit Bicarbonat ausgleichen, z. B. bei pH 7,2 initial 1 mmol/kgKG i.v., danach nach Säure-Basen-Status, dabei Natriumüberlastung beachten!

Cave: Zu schneller Ausgleich kann zu Tetanien führen!

- bei leichten Formen: Acetolyt 2,5–15 g/d p.o.

7. Hämolytisch-urämisches Syndrom

Verschluß der kleinen Gefäße, vorwiegend der Niere, durch Thromben und Fibrin, der zu ischämischen Schäden in den jeweiligen Organen führt. Hohe Mortalitätsrate. Meist Kinder betroffen.

Symptome
- Hämolyse
- Thrombopenie
- Hypertonie
- Niereninsuffizienz

Diagnostik
- mäßige Anämie, deformierte Erythrozyten, Sphärozyten, vermehrte Retikulozyten, Thrombopenie um $20\,000/mm^3$, leichte neutrophile Leukozytose mit Linksverschiebung, Fibrinspaltprodukte vermehrt, PTT verlängert, LDH erhöht, indirektes Bilirubin erhöht, direkter und indirekter Coombs-Test negativ
- aufgrund der häufigen renalen Beteiligung in nahezu 90% der Fälle deutlich erhöhter Serum-Kreatinin- und Serum-Harnstoffspiegel, häufig mit einer metabolischen Azidose, Hyponatriämie, Hyperphosphatämie, Hyperkalzämie, Hyperkaliämie

Therapie
- supportive Maßnahmen zur Behandlung des akuten Nierenversagens (s. Kap. A.1.)
- arterielle Hypertonie einstellen
- Anämie durch Transfusion ausgleichen
- Elektrolyte bilanzieren und frühzeitige Hämodialysebehandlung wie beim akuten Nierenversagen, Plasmapherese
- bei aktiver systemischer Erkrankung (Vaskulitis, interstitielle Nephritis, Glomerulonephritis, Lungenfibrose etc.): Prednisolon 0,5–1,0 mg/kgKG/d
- bei nekrotisierender Vaskulitis und interstitieller Nephritis zusätzlich: Cyclophosphamid 1–2 mg/kgKG/d für etwa 8 Wochen

8. Thrombotisch-thrombozytopenische Purpura

Verschluß der kleinen Gefäße unter überwiegender Beteiligung des ZNS durch Thromben und Fibrin, der zu ischämischen Schäden in den jeweiligen Organen führt.

Symptome
- Prodromi wie Kopfschmerzen, Müdigkeit, Myalgien, Fieber häufig
- Psychose, Krämpfe, Hirnnervenlähmungen, Koma

Diagnostik
- wie bei HUS (s. Kap. D.7.)
- bei renaler Beteiligung: Serum-Kreatinin und Serum-Harnstoff leicht erhöht bei mehr als 60% der Patienten, pathologische Urinbefunde wie Proteinurie, Hämoglobinurie, Hämaturie, Pyurie, Hyaline und granuläre Zylinder

Therapie
- Gaben von fresh frozen plasma, am besten über die Plasmapherese (schnellste Möglichkeit)
- Dipyridamol 400–600 mg/d
- Acetylsalicylsäure 600–1200 mg/d
- bei eingetretener Remission Thrombozytenaggregationshemmer für 6–12 Monate als Rezidivprophylaxe

9. Sichelzellanämie

Angeborener Enzymdefekt der Erythrozyten (autosomal-dominante Erbkrankheit mit qualitativer Hämoglobinveränderung).

Symptome
- Hämaturie
- Flankenschmerzen (Niereninfarkt: selten und meist nur klein)
- Koliken (Papillennekrosen, häufigste renale Komplikation, assoziiertes Nierenversagen allerdings sehr selten)

- Bluthochdruck
- Proteinurie
- tubuläre Defekte (Konzentrationsdefekt, gelegentlich Defekt der Azidifikation, Hyperurikämie, Defekt der tubulären Phosphatreabsorption)
- Urämie (selten, meist nur bei Patienten mit nephrotischem Syndrom)

Diagnostik

Sichelzelltest (typische Sichelform der Erythrozyten nach Zusatz einer 2%igen Natriumsulfidlösung und Abdecken mittels Deckglas).
Die Niere ist häufig verändert bei Patienten mit Sichelzellanämie, wobei hier vor allem hämodynamische Faktoren eine Rolle spielen, gelegentlich glomeruläre Erkrankungen (membranoproliferativer Typ).

Therapie

- keine spezifische Therapie bekannt; in einigen Fällen wurden mit Erfolg Steroide eingesetzt
- bei Hämaturie: destilliertes Wasser, Mannitol, Furosemid (auch zur Prophylaxe geeignet); in wenigen Fällen notwendig: ε-Aminocapronsäure, Nephrektomie
- bei Urämie entsprechend Ersatztherapie

10. AIDS (acquired immunodeficiency syndrome)

Die Entwicklung eines rasch progredienten Nierenversagens mit gleichzeitiger starker Proteinurie ist ein relativ häufiges Krankheitsbild und führt in etwa 80% zur terminalen Niereninsuffizienz. Die sog. HIV-assoziierte Nephropathie ist histologisch in der Regel durch eine fokale, segmentale Glomerulosklerose charakterisiert, gelegentlich besteht auch eine mesangioproliferative GN.

Symptome

- Hyponatriämie
- Hypokalzämie
- Zeichen des akuten Nierenversagens (s. Kap. A.1.).

Therapie

- eine Behandlung der AIDS-assoziierten Nephropathie ist nicht bekannt (Fallberichte deuten auf einen
  günstigen Effekt von Zidovudin [Retrovir®] auf den
  Verlauf der Nephropathie hin; eine solche Therapie
  sollte vorerst kontrollierten Studien vorbehalten bleiben)
- ggf. Einleitung einer Dialysebehandlung (Überlebenszeit an der Dialyse in der Regel deutlich unter 1 Jahr,
  bei „asymptomatischen" HIV-Trägern z.T. besser) abhängig vom Allgemeinzustand des Patienten
- eine Nierentransplantation selbst „asymptomatischer"
  HIV-Träger wird überwiegend abgelehnt

D

E. Tubulointerstitielle Nephritis

1. Vorbemerkung 63
2. Akute tubulointerstitielle Nephritis 64
3. Chronische tubulointerstitielle Nephritis 66

1. Vorbemerkung

Akute oder chronische Entzündung, die das Nieren-
interstitium und die Tubuli betrifft. Sie kann sowohl eine
bakterielle wie auch abakterielle Genese haben. Bei bak-
terieller hämatogener Entstehung sind in der Regel beide
Nieren einbezogen. Betroffen werden proximale und
distale Tubuli sowie Medulla und Papille.

Prognose
Die tubulointerstitielle Nephritis (TIN) führt in 20–40%
zum chronischen und in 10–25% zum akuten Nierenversagen.

Ursachen
Häufig anamnestisch und/oder klinisch faßbar (Medikamente, Infektionen, Obstruktion, Elektrolytstörungen).

Symptome
Symptomatik wird bestimmt durch den erkrankten renalen Bereich.
- proximaler Tubulus: Azidose, tubuläre Proteinurie,
  Fanconi-Syndrom
- distaler Tubulus: Azidose, Natriumverlust, Hyperkaliämie
- Medulla: Konzentrationsvermögen reduziert

Diagnostik
- hyperchlorämische Azidose, Hyperkaliämie, Urinosmolalität 400–500 mosmol/l, Polyurie
- Proteinurie < 1,5 g/d
- Urinelektrophorese: niedermolekulare Proteine (Ly-
  sozym, β_2-Mikroglobulin)
- Urinsediment: vereinzelt Erythrozyten, typische renal-
  tubuläre Epithelzellzylinder; *keine* Erythrozytenzylinder

2. Akute tubulointerstitielle Nephritis

- virale interstitielle Nephritis
- bakterielle Pyelonephritis (s. Kap. L.2.)
- medikamentös induzierte TIN (toxische oder Hypersensitivitätsreaktion, Tab. E-1)

Tabelle E-1. Medikamente, die eine akute TIN induzieren können (Auswahl der häufigsten Substanzklassen ohne Anspruch auf Vollständigkeit).

Antibiotika

- Penicilline (Methicillin, Ampicillin, Penicillin)
- Cephalosporine (Cefalotin)
- andere (Rifampicin)

Sulfonamide

- Co-trimoxazol
- Sulfamethoxazol

nicht-steroidale Antiphlogistika

- Fenoprofen
- Ibuprofen
- Naproxen
- Glafenenin

Antikonvulsiva

- Phenytoin

Antikoagulanzien

- Phenindione

Diuretika

- Thiazide
- Furosemid
- Etacrynsäure

Immunsuppressiva

- Azathioprin
- Ciclosporin

andere

- Allopurinol
- Cimetidin
- Captopril
- Clofibrat

Diagnostik
Anamnese beinhaltet Fragen zu: Antibiotika, Analgetika, nicht-steroidalen Antiphlogistika, Sulfonamiden, multiplem Myelom, lymphoproliferativen Erkrankungen, immunologischen Störungen, Sichelzellanämie, Infektionen direkt und indirekt (usw.).

2.1 Toxische Medikamentenwirkung

Symptome
Erkrankung verläuft wie eine akute Tubulusnekrose (s. Kap. A.1.).

Diagnostik
- wie beim akuten Nierenversagen (s. Kap. A.1.)
- Urin: Urin-Natrium 30–90 mmol/l, Urinosmolalität: Plasmaosmolalität = 0,9–1,05; Urin-Kreatinin: Plasma-Kreatinin < 15; fraktionelle Natriumexkretion in % > 1, Urinsediment: eosinophile Leukozyten, Lymphozyten

Therapie
Wie beim akuten Nierenversagen (s. Kap. A.1.).

2.2 Hypersensitivitätsreaktion

Symptome
- oligurisches akutes Nierenversagen (ANV) (Urinausscheidung < 400 ml/d) in 60%, nicht-oligurisches ANV 40%
  - Fieber, Arthralgien, Exanthem

Diagnostik
- Blut: Azotämie, Eosinophilie, IgE-Erhöhung
  - Urin: Hämaturie, Leukozyturie, Eosinophile, Lymphozyten, tubuläre Proteinurie < 2 g/d
- Sonographie/Radiologie: Nieren meist deutlich vergrößert
- Diagnosesicherung: Nierenbiopsie

Cave: Vor Nierenbiopsie Infektion ausschließen!

Therapie
- Absetzen des Medikaments führt zur raschen und meist vollständigen Wiederherstellung der Nierenfunktion
- Prednison 50–60 mg/d für 1–2 Wochen

3. Chronische tubulointerstitielle Nephritis

Bakterielle wie auch nicht-bakterielle Genese, histologisch meist mit einer herdförmigen Parenchymdestruktion, zunehmender interstitieller Fibrose, Rundzellinfiltraten und teilweise verödeten Glomerula in den erkrankten Abschnitten. Frauen (70–80%) häufiger als Männer. Abakteriell häufig Folge eines Medikamentenabusus, meist durch Einnahme von Mischpräparaten, bestehend aus Acetylsalicylsäure oder Phenylbutazon in Kombination mit dem inzwischen aus dem Handel genommenen Phenacetin (Aufnahme ca. 1–2 kg), Paracetamol, Codein, Koffein, der auch zu Papillennekrosen und Urothelkarzinomen führen kann.

> Cave: Häufige Kombination von Magen-Darm-Beschwerden (Ulzera) und Nierenerkrankung!

Symptome
- Koliken, Dysurie, Fieber, Obstruktion (verursacht durch abgehende Papillen)
- häufige Dysurien infolge von Harnwegsinfekten
- Komplikationen: arterielle Hypertonie, Harnwegsinfektionen, Natriumverlust, Obstruktion der ableitenden Harnwege, Tumoren der ableitenden Harnwege (z. B. Urothelkarzinom)

Diagnostik
- in der Anamnese fragen nach: Schwermetallen (Cadmium, Blei), hyperkalzämischer Nephropathie, hypokaliämischer Nephropathie, Uratnephropathie, Zystinose, multiplem Myelom, granulomatösen Erkrankungen, Amyloidose, immunologischen Erkrankungen (systemischer Lupus erythematodes, Kryoglobulin-

ämie, Sjögren-Syndrom, IgA-Nephropathie, Transplantatabstoßung), Sichelzellanämie, Diabetes mellitus, Infektionen, direkten und indirekten (Bakterien, Viren, Pilze), obstruktiver Uropathie, Strahlennephritis, Balkan-Nephropathie, vaskulären Erkrankungen (Entzündung, Sklerose, Embolie)

- Labor: sterile Leukozyturie, tubuläre Proteinurie, Reduktion der GFR (bei Progression), Nachweis von Phenacetinmetaboliten im Urin, deutliche Anämie und nur gering erhöhtes Serum-Kreatinin bzw. renal-tubuläre Azidose und Hyperkaliämie!
- Sonographie/Radiologie: kleine Nieren, verkalkte Papillennekrosen

Therapie
- Absetzen des entsprechenden Analgetikums
- Beratung, psychiatrische Betreuung
- Behandlung der Komplikationen

E

F. Nephrotoxische Störungen

1. Medikamentös induzierte Nephropathien 69
2. Toxische Nephropathien 80
3. Strahlennephritis 82

1. Medikamentös induzierte Nephropathien

1.1 Vorbemerkung

Einteilung: s. Tab. F-1.

Symptome
Das erste Erscheinungsbild kann vielfältig sein:
- Fieber
- Dysurie, Pyurie
- Flankenschmerz
- Veränderungen des Harnvolumens (Oligurie/Anurie, Polyurie)
- Farbveränderungen des Urins (Medikamente, Hämaturie)
- Hautexanthem

Diagnostik
- Anamnese: Medikamente? Dauer der Einnahme? Menge? Zeit zwischen Einnahme und Auftreten der ersten Symptome? Unkontrollierte Medikamenteneinnahme? Suizidale Absicht? Nierenfunktion vor der Erstverschreibung? Vorbestehende Nierenerkrankung? Allergische Eigen- oder Familienanamnese?
- Blutbild, Differentialblutbild (Eosinophilie), Serum-Kreatinin, endogene Kreatininclearance, Harnstoff, Harnsäure, Elektrolyte, IgE
- Urin: qualitative und quantitative Untersuchung auf Protein (Gesamteiweiß, Albumin, SDS-PAGE oder Eiweißdifferenzierung, α_1-Mikroglobulin, β_2-Mikroglobulin), Glukose, Ketone, Aminosäuren, Blut, Nitrit, Urin-pH, Sediment, Osmolalität

Tabelle F-1. Einteilung der medikamentös induzierten Nephropathien.

akute Nieren-insuffizienz	prärenal		Prostaglandin-synthesehemmer
	intra-renal	akute tubuläre Nekrose	Aminoglykoside Cephalosporine Röntgenkontrastmittel
		akute inter-stitielle Nephritis	Penicillin (Methicillin) Sulfonamide (Co-trimoxazol) Cephalosporine Rifampicin Phenindion Phenylbutazon Diuretika Sulfinpyrazon
		distale tubuläre Läsionen	Lithium Chemotherapeutika
		ver-schiedene Angriffs-punkte	Ciclosporin Halothan Methoxyfluran Mykotoxine
	akute allergische (hypersensitive) tubulointerstitielle Nephropathie		Penicilline Thiazide Allopurinol
	toxische obstruk-tive Uropathie		Methotrexat Sulfonamide Methysergid
chronische Nieren-insuffizienz	prärenal		Prostaglandin-synthesehemmer
	chronische tubulo-interstitielle Nephropathie		Analgetika Blei Cadmium Lithium
	chronische Glomerulopathie		Heroin Amphetamine organische Lösungsmittel
	nephrotisches Syndrom		Gold Quecksilber Captopril Penicillamin Antikonvulsiva Heroin

- Medikamentenkonzentration im Serum
- Sonographie: meist große Nieren, differentialdiagnostische Abgrenzung zu anderen Nierenerkrankungen

1.2 Antibiotika

1.2.1 Aminoglykoside

Neomycin, Gentamicin, Tobramycin, Kanamycin, Amikacin, Netilmicin, Streptomycin.

Risikofaktoren
- Überdosierung
- langdauernde Therapie (> 10 Tage)
- vorausgehende Aminoglykosidtherapie
- fortgeschrittenes Alter
- Niereninsuffizienz
- zusätzliche nephrotoxische Therapie
- Volumenmangel
- Hypokaliämie

Symptome
Non-oligurisches oder polyurisches Nierenversagen 7–10 Tage nach Beginn der Aminoglykosidtherapie.

Therapie
- Prävention! Genaue Dosisanpassung an die Nierenfunktion
- falls Kreatininanstieg: Aminoglykosidtherapie beenden, s. akutes Nierenversagen (s. Kap. A.1.)

Cave: Spitzenkonzentrationen < 10 µg/ml und Intervallkonzentrationen < 2 µg/ml sind bei Gentamicin und Tobramycin mit einem geringeren nephrotoxischen Risiko belastet.

1.2.2 Cephalosporine

Symptome
- akute interstitielle Nephritis
- akute Tubulusnekrose bisher nur für Cefalotin berichtet

> Cave: Erhöhtes Risiko bei gleichzeitiger Gabe von Aminoglykosiden!
> Vermeide Dosen > 6 g/d, vermeide Volumenmangel!
> Dosisanpassung bei Niereninsuffizienz!

1.2.3 Tetrazykline

Demeclocyclin, Doxycyclin, Minocyclin, Oxytetracyclin, Rolitetracyclin, Tetracyclin.

Symptome
- nephrogener ADH-resistenter Diabetes insipidus (Demeclocyclin)
- Azotämie
- Verschlechterung vorbestehender Niereninsuffizienz
- akute Tubuluszellnekrose

> Cave: Vermeide Tetrazykline bei vorbestehender Niereninsuffizienz!
> Doxycyclin wegen minimaler antianabolischer Wirkung bevorzugen!

1.2.4 Amphotericin B

Nephrotoxisch in > 80% bei täglicher Dosis von 2–3 g.

Symptome
- Niereninsuffizienz
- distale tubuläre Azidose
- Kaliurie
- Hypokaliämie
- nephrogener ADH-resistenter Diabetes insipidus
- proximale Tubuluszellnekrose

> Cave: Vermeide Dosen > 3 g/d!
> Regelmäßige Serum-Kreatinin-, Harnstoff- und -Elektrolytkontrollen!

Therapie
- Natriumbicarbonat und Mannitol
- Kaliumsubstitution
- evtl. Flucytosin
- Prophylaxe: Amphotericin-Applikation in einer Fettemulsion statt Glukoselösung

---

Cave: Methylester des Amphotericins weniger nephrotoxisch.

1.2.5 Sulfonamide

Toxische, obstruktive Nephropathie durch Sulfonamidpräzipitation meist im Zusammenhang mit Dehydratation; heute häufiger allergische tubulointerstitielle Nephropathie.

Symptome
- Hämaturie
- Kristallurie
- gelegentlich Nierenkolik, oligurisches akutes Nierenversagen

Therapie
- Antibiotika wechseln
- Urinalkalisierung und Steigerung der Diurese

1.2.6 Pentamidin

Ca. 25% der mit Pentamidin behandelten Patienten entwickeln eine Azotämie (allerdings meist im Zusammenhang mit anderen nephrotoxischen Medikamenten).

Cave: Vermeide gleichzeitige Gabe von anderen nephrotoxischen Medikamenten!

1.2.7 Aciclovir (Zovirax®)

Dosisabhängiges und applikationsabhängiges akutes Nierenversagen durch intraluminale Präzipitation.

Prävention
- ausreichende Hydratation
- 1stündige Infusion

Cave: Vermeide Serumkonzentrationen > 20 mg/ml!

1.3 Röntgenkontrastmittel

Die Nieren sind das Hauptausscheidungsorgan für die meisten Röntgenkontrastmittel.

Risikofaktoren
Risiko des kontrastmittelinduzierten Nierenversagens bei Patienten ohne Risikofaktoren < 2%; Risiko steigt bei
- vorbestehender Niereninsuffizienz
- Diabetes mellitus
- Dehydratation
- Plasmozytom
- vorausgegangener Kontrastmittel-induzierter Nephropathie
- Alter
- hohen Kontrastmitteldosen

Symptome
Klinik: Vorübergehendes non-oligurisches bis oligurisches Nierenversagen 3–5 Tage nach Kontrastmittelgabe, Normalisierung innerhalb von 2–3 Wochen.

Therapie
Prävention!

Cave: Vermeide Dehydratation vor Kontrastmittelgabe, alternativ Kalziumantagonist oder Theophyllin!

- falls Verschlechterung der Nierenfunktion, s. akutes Nierenversagen (Kap. A.1.)

Prävention
Bei S-Kreatinin > 2 mg/dl: 500 ml 20% Mannitol + zusätzlich 100 mg Furosemid pro mg/dl Serum-Kreatinin-

erhöhung als Dauerinfusion (20 ml/h) i.v. 1 h vor bis 6 h nach Kontrastmittelgabe, Ersatz der Urinausscheidung mit Glukose 5% + 0,9% NaCl (2:1) + 30 mmol/l KCl i.v.

1.4 Chemotherapeutika

1.4.1 cis-Diammindichloroplatin (cis-Platin)

Nephrotoxizität ist dosisabhängig: bei der Hälfte der Patienten, die eine einzelne Dosis von 2 mg/kgKG oder 75 mg/m^{2}KO erhalten, vorübergehende Erhöhung der Serum-Harnstoffkonzentration.

Symptome
- biphasische Polyurie (nach 24–48 h und nach 72–96 h)
- Azotämie nach 1–2 Wochen
- bei höheren Dosen teilweise irreversibles Nierenversagen durch fokale Nekrosen, Tubulusdilatation und -obstruktion, chronische interstitielle Fibrose

Therapie
- Prävention! Statt Bolusinjektionen kontinuierliche Infusion, Hydratation und Diuretikagabe (2 h vor cis-Platingabe 500 ml Glukose 5% + NaCl 0,9% 1:1, unmittelbar vor cis-Platingabe Mannitol 12,5 g als Bolus i.v., anschließend kontinuierliche Mannitolinfusion 10 g/h über 3 h zusätzlich 100–200 ml/h Glukose 5% + NaCl 0,9% 1:1 bis 6 h nach cis-Platingabe)
- bei Hypomagnesiämie parenterale Substitution

> Cave: Herzinsuffizienz, Leberzirrhose, nephrotisches Syndrom.

- bei Nierenversagen evtl. Gabe von Natriumthiosulfat (s. Kap. A.1.)
- keine cis-Platintherapie bei Kreatininclearance < 50 ml/min

> Cave: cis-Platin darf nicht in Aqua dest. aufgelöst werden! Gefahr des akuten Nierenversagens!

1.4.2 Nitrosoharnstoffe (Carmustin, Lomustin)

Nephrotoxizität dosisabhängig, interstitielle Fibrose nach 18–24 Monaten bei Dosis > 1 g/m^{2}KO.

Prävention
Limitierte Gesamtdosis < 1 g/m^{2}KO.

1.4.3 Mitomycin C

- Selten nephrotoxisch
- Nephrotoxizität korreliert zur kumulativen Dosis
- Die geringe Nephrotoxizität kann durch die geringe Überlebenszeit der Patienten, die mit Mitomycin C behandelt werden, bedingt sein.

1.4.4 Methotrexat

Symptome
Akutes Nierenversagen durch obstruktive Nephropathie (intratubuläre Ablagerung von Methotrexat und Metaboliten).
- keine zusätzliche Probenecidgabe

Therapie
- falls Serum-Kreatinin um 50% des Ausgangswerts ansteigt: Citrovorum-Faktor (Leucovorin®) 15 mg i.v. alle 3 h
- falls Serum-Kreatinin um 100% des Ausgangswerts ansteigt: Citrovorum-Faktor (Leucovorin®) 150 mg i.v. alle 3 h
- Fortsetzung der Therapie bis Normalisierung der Nierenfunktion und Methotrexatkonzentration < 0,1 µmol/l im Serum

Cave: Keine Methotrexatelimination durch Hämodialyse, Peritonealdialyse und Hämoperfusion möglich!

Prävention
Hydratation (3 l/d Glukose 5% + NaCl 0,9% 1:1), zusätzliche Alkalisierung des Urins (60 mval NaHCO$_3$/l), Beginn der Infusionstherapie 12 h vor erster Metho-

trexatgabe, Dauer bis 48 h nach Beendigung der Chemotherapie

1.4.5 Mithramycin

40% der Patienten, die eine Dosis von 25–40 μg/
kgKG/d für 3–5 Tage erhalten, entwickeln eine Niereninsuffizienz durch akute und chronische Tubulus-
läsionen, Todesfälle durch terminale Niereninsuffizienz
wurden beschrieben.

> Cave: Wenn möglich, alternative Zytostatika ver-
> wenden!

1.4.6 Adriamycin

Selten nephrotoxisch, chronische glomeruläre und tubulointerstitielle Läsionen möglich.

1.5 Ciclosporin

Dosisabhängige Reduktion der GFR mit reversiblem
Serum-Kreatinin- und Serum-Harnstoffanstieg.

Symptome
- prolongierte Oligurie
- akutes Nierenversagen
- Episoden mit akuter Niereninsuffizienz
- hämolytisch-urämisches Syndrom
- Hypertonie oder Verschlechterung der vorbestehenden Hypertonie
- Elektrolytverschiebungen

Diagnostik
Nierenbiopsie (bei Transplantatniere oft schwer von
chronischer Abstoßungsreaktion zu unterscheiden).

Therapie
- Vermeidung von toxischen Serumkonzentrationen
durch Dosisreduktion (um 0,5–1,0 mg/kgKG alle
3–4 Tage)

Prävention

- Ciclosporindosis bei Nierentransplantation 5–8 mg/kgKG
- Ciclosporindosis bei Herztransplantation 8–10 mg/kgKG

Cave: Vermeide Vollblutkonzentration von >150 ng/ml.

1.6 Lithium

Chronische tubulointerstitielle Nephropathie; akute Lithiumintoxikation (s. Kap. A.7.) bei 12–50% der Patienten mit therapeutischen Lithiumdosen.

Symptome

- Polyurie und sekundäre Polydipsie (nephrogener Diabetes insipidus)
- Proteinurie
- Niereninsuffizienz

Diagnostik

- Lithiumkonzentration
- Elektrolyte
- Serum-Kreatinin erhöht
- Proteinurie (SDS-PAGE)

Therapie

Beendigung der Lithiumtherapie.

1.7 Haloalkane

Tetrahydrochlorkohlenstoff (CCl_4), Chloroform ($CHCl_3$), Dibromchlorpropan, Hexachlorobutadien, Ethylendibromid, Trichlorethylen u. a. meist mehr hepatotoxisch als nephrotoxisch.

Symptome

Oligurisches Nierenversagen durch proximale Tubuluszellnekrose (besonders bei Inhalation von Tetrahydrochlorkohlenstoff) 2–3 Tage nach Exposition.

Therapie
S. akutes Nierenversagen (Kap. A.1.).

Cave: Keine Elimination durch Dialyse möglich!

1.8 Methoxyfluran

Dosisabhängige Nephrotoxizität durch ausgedehnte Nierenzellschädigung, chronische interstitielle Fibrose und ausgedehnte intrarenale Kalziumoxalatablagerungen.

Symptome
- nephrogener Diabetes insipidus
  - oligurisches akutes Nierenversagen

1.9 Analgetika

Chronische interstitielle Nephritis im Zusammenhang mit langjährigem Analgetikaabusus (Phenacetin, Paracetamol, häufig in Kombination mit Acetylsalicylsäure, prinzipiell auch alle anderen nicht-steroidalen Antiphlogistika); seltener akutes Nierenversagen durch Prostaglandinsynthesehemmung und renale Vasokonstriktion. Fenoprofen kann ein nephrotisches Syndrom induzieren.

Symptome
- schleichender Verlauf
- Nierenkoliken
- schmutzig-braunes Hautkolorit
- Appetitlosigkeit, Gewichtsverlust
- Rücken- und Kopfschmerzen
- Nykturie, Polyurie, Polydipsie, Harnwegsinfektionen
- Hypertonie

Therapie
- keine spezifische Therapie
- sofortige Beendigung der Analgetikaeinnahme
- symptomatische Therapie der rezidivierenden Harnwegsinfektionen, Wasser- und Elektrolytstörungen,

Hypertonie und mögliche Obstruktion durch seque-
strierte Papillenspitzen

1.10 Penicillamin

Ca. 7% der behandelten Patienten entwickeln eine Proteinurie meist nach 6 Monaten Behandlungsdauer; meist
membranöse Glomerulonephritis, seltener rapid progressive GN, akute interstitielle Nephritis, Minimalläsion oder Lupus-ähnliches Syndrom.

Therapie
- Penicillamin absetzen
- Methylprednisolon hochdosiert i.v.
- Plasmapherese

1.11 Gold

Symptome
- membranöse Glomerulonephritis bei ca. 3% der behandelten Patienten
- Proteinurie

Therapie
Beenden der Goldtherapie führt in 6–12 Monaten zur
Normalisierung des Urinbefundes, danach oft trotz er-
neuter Goldtherapie keine Proteinurie mehr.

2. Toxische Nephropathien

2.1 Blei-Nephropathie

Umweltverschmutzung vorwiegend durch Stahlproduk-
tion, Kohlenverarbeitung (und verbleite Kraftstoffe), seltener durch Verwendung in der Handtöpferei, Malerei,
Klempnerei. Akkumuliert im Knochenmark, im Blut zu
90% in Erythrozyten gebunden.

Symptome
- chronisches Nierenversagen
- Gichtanfälle

Diagnostik
- Mobilisationstest mit 2×1 g Na_2-Ca-EDTA i.m. (positiver Test bei Urin-Bleiausscheidung > 650 µg im 24-h-Urin, bei eingeschränkter Nierenfunktion im 4-d-Urin)
- evtl. Röntgen-Fluoreszenz-Nachweis (experimentell)
- Sonographie: kleine Nieren
- Nierenbiopsie erwägen

Therapie
Chelattherapie mit 3×1 g Na_2-Ca-EDTA i.m. wöchentlich oder 2,3-Dimercaptopropansulphonat oder 2,3-Dimercaptosuccinat p.o. bis zur Normalisierung des Mobilisationstestes.

2.2 Cadmium-Nephropathie

Industriell weit verbreitet, z.B. in Farbstoffen. Akkumuliert in Leber und Nieren. Cadmiummetallothionin ist nephrotoxisch durch Anreicherung in den Lysosomen.

Symptome
- renale tubuläre Azidose
  - Nephrolithiasis
- metabolische Knochenerkrankung mit pathologischen Frakturen
- selten chronische Niereninsuffizienz

Diagnostik
- Urin-Cadmiumausscheidung > 20 µg/l oder 10 µg/g Kreatinin weist auf exzessives Gesamtkörpercadmium hin (niedriges Serum-Cd!)
- Aminosäurenausscheidung, Glukosurie, renale tubuläre Azidose, tubuläre Proteinurie (SDS-PAGE) mit erhöhtem α_1-Mikroglobulin und β_2-Mikroglobulin

Therapie
Keine! Irreversible Nierenschädigung!

2.3 Ethylenglykol

Frostschutzmittel, als Alkoholersatz mißbraucht.

Symptome
- oligurisches Nierenversagen innerhalb von 24–48 h durch Ethylenglykoloxidation zu Oxalsäure
- neurologische Symptome einschließlich Krampfanfälle, Koma

Diagnostik
Metabolische Azidose mit großer Anionenlücke (Glykolsäure und Milchsäure).

Therapie
- Korrektur der metabolischen Azidose mit Natriumbicarbonat
- Äthylalkohol i.v. (Serumkonzentration 100–200 mg/dl) zur Hemmung des Glykolmetabolismus und Hämodialyse (auch ohne oligurisches Nierenversagen)

3. Strahlennephritis

Störungen der Nierenfunktion (glomeruläre, tubuläre und vaskuläre Schäden, Auftreten einer interstitiellen Nierenfibrose) im Rahmen einer Strahlennephritis im Gefolge einer Bestrahlung der Nierengegend bereits mit einer Dosis von 400 R möglich. Auftreten der Erkrankung in akuter oder chronischer Form nach 6 Monaten bis 10 Jahren (häufig bereits nach 3–12 Monaten)! Histologisch 3 Formen: Nephroendotheliose, sklerosierende Nephrose (leichte und schwere Form), Nephroglomerulose.

Symptome

Akute Strahlennephritis
- Ödeme
- arterielle Hypertonie
- Kopfschmerzen
- Belastungsdyspnoe
- Anämie

- Azotämie
- Proteinurie, Mikrohämaturie, Zylinder im Urin

Chronische Strahlennephritis
- Müdigkeit
- Nykturie
- arterielle Hypertonie
- Hyperurikämie, Urämie, Anämie
- Proteinurie, Zylinder im Urin, Hyposthenurie
- Salzverlust

Diagnostik
Anamnese! S. Kap. C.

Therapie
- Prävention! Reduzierung der Adriamycingabe bei gleichzeitiger Radiatio!
- symptomatische und supportive Maßnahmen:
  - Behandlung der arteriellen Hypertonie bis hin zur einseitigen Nephrektomie (maligner Hypertonus, s. Kap. A.2.)
  - Diät (s. Kap. D.1.)
  - Behandlung aufgepfropfter Harnwegsinfekte (s. Kap. L.)
  - Behandlung von Obstruktionen (s. Kap. M.)

G. Arterielle Hypertonie und vaskuläre Nierenerkrankungen

1. Arterielle Hypertonie 85
2. Maligne Nephrosklerose 92
3. Renovaskuläre Hypertonie 93
4. Nierenarterienembolie und -thrombose 96
5. Nierenvenenthrombose 97

1. Arterielle Hypertonie

Erhöhung des Blutdrucks auf mehr als 160/90 mmHg (mehrfach gemessen).

1.1 Erwachsenenalter

Diagnostik
- Ausschluß einer sekundären Form (s. Abb. G-1) entsprechend dem klinischen Verdacht: Katecholamine, Cortisol, Aldosteron oder 17-Keto-Steroide im 24-h-Urin, Captopriltest, Fußpulse?, 24-h-RR
- Stadieneinteilung (Organkomplikationen):
  - EKG
  - Echokardiographie
  - Augenhintergrund
  - harnpflichtige Substanzen, Urinstatus (Mikro-) Proteinurie im 24-h-Urin
- Behandlungsindikation:
  - systolischer Blutdruck > 160 mmHg oder diastolischer Blutdruck > 95 mmHg bei Messung mittels 24-h-RR; Grenzwerte 140/90 mmHg
  - bei grenzwertigen Blutdruckwerten Organkomplikationen für oder gegen eine Therapieindikation heranziehen

Cave: Falls bei Grenzwerthypertonie keine myokardiale Hypertrophie, Mikroalbuminurie oder Augenhintergrundveränderungen vorliegen, Indikation zur medikamentösen Behandlung in Frage stellen!

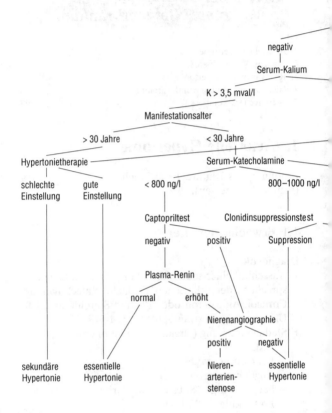

Abb. G-1. Vorgehen bei Hypertonie.

Therapie

Nicht-medikamentös
- Anpassung der Lebensverhältnisse, Tagesablauf planen mit festen Ruhepausen
- regelmäßiges körperliches Training, z.B. Joggen, Schwimmen (isometrische Belastungen unbedingt vermeiden!)

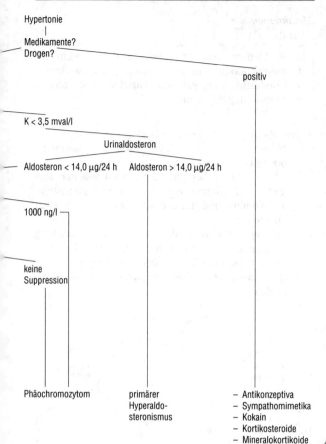

Hypertonie
|
Medikamente?
Drogen? ————————————————————————————

                                        positiv

K < 3,5 mval/l —————————————————
                Urinaldosteron

— Aldosteron < 14,0 μg/24 h   Aldosteron > 14,0 μg/24 h

1000 ng/l —

keine
Suppression

Phäochromozytom   primärer   – Antikonzeptiva
                        Hyperaldo-   – Sympathomimetika
                        steronismus   – Kokain
                                          – Kortikosteroide
                                        – Mineralokortikoide
                                        – Vasopressin

G

- Gewichtsreduktion (Normalgewicht anstreben)
- Rauchen aufgeben, Kontrolle anderer Risikofaktoren der KHK
- Alkoholkonsum auf ≤ 20 g/d reduzieren
- Kochsalzrestriktion auf 5 g/d begrenzen

Medikamentös

> Cave: Medikamente entsprechend der objektiven (Begleiterkrankung) und subjektiven (Nebenwirkungen) Bedürfnisse des Patienten auswählen. Mit niedriger Dosierung beginnen!

- essentielle Hypertonie ohne Begleiterkrankung:
  - Monotherapie: β-Blocker, Kalziumantagonisten oder ACE-Hemmer
  - falls mit Monotherapie nach etwa 4 Wochen und mittlerer Dosierung nicht ausreichend eingestellt, auf Kombination mit z.B. Diuretikum (Abb. G-2) übergehen
  - bei jungen Patienten mit besonders unter Belastung auftretender Hypertonie β-Blocker, bei körperlich Aktiven (Sport) ACE-Hemmer bevorzugen
  - falls Therapie erfolglos: Patientencompliance überprüfen

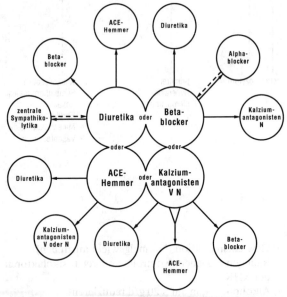

Abb. G-2. Kombinationstherapie bei Hypertonie.

- essentielle Hypertonie mit Begleiterkrankungen: Je nach Begleiterkrankung indizierte und kontraindizierte Medikamente s. Tab. G-1

Tabelle G-1. Indizierte und kontraindizierte blutdrucksenkende Substanzen bei essentieller Hypertonie mit Begleiterkrankung.

Begleiterkrankung	indiziert	kontraindiziert
koronare Herz-krankheit	β-Blocker (ohne ISA) Kalziumantagonisten ACE-Hemmer	Dihydralazin
Herzinsuffizienz	Diuretika ACE-Hemmer α-Blocker Dihydralazin	β-Blocker
Bradykardie	Dihydralazin Kalziumantagonisten (Nifedipin-Typ) α-Blocker	β-Blocker (ohne ISA) Kalziumantagonisten (Verapamil-Typ) Clonidin
Tachykardie	β-Blocker Kalziumantagonisten (Verapamil-Typ) Clonidin	Dihydralazin Kalziumantagonisten (Nifedipin-Typ)
periphere Durch-blutungsstörungen	Kalziumantagonisten α-Blocker Dihydralazin ACE-Hemmer	β-Blocker Clonidin
obstruktive Lungen-erkrankung	Kalziumantagonisten α-Blocker ACE-Hemmer	β-Blocker
Diabetes mellitus	ACE-Hemmer Kalziumantagonisten α-Blocker	Diuretika β-Blocker
Fettstoffwechsel-störungen	Kalziumantagonisten ACE-Hemmer α-Blocker	Diuretika β-Blocker
Hyperurikämie	β-Blocker Kalziumantagonisten ACE-Hemmer	Diuretika
Niereninsuffizienz – Serum-Kreatinin < 2 mg%	Diuretikum β-Blocker Kalziumantagonisten ACE-Hemmer	
– Serum-Kreatinin > 2 mg%	Schleifendiuretika β-Blocker Kalziumantagonisten ACE-Hemmer	kaliumsparende Diuretika
Hyperkaliämie	Thiazide Schleifendiuretika	kaliumsparende Diuretika ACE-Hemmer

G

- sekundäre Hypertonie: Je nach Grunderkrankung indizierte und kontraindizierte Medikamente s. Tab. G-2.

Tabelle G-2. Indizierte und kontraindizierte blutdrucksenkende Substanzen bei sekundärer Hypertonie.

Grunderkrankung	indiziert	kontraindiziert
renovaskulär	Kalziumantagonisten	ACE-Hemmer
renoparenchymal	ACE-Hemmer β-Blocker Kalzium- antagonisten	kaliumsparende Diuretika (bei Nieren- insuffizienz)
Phäochromozytom	α-Blocker	β-Blocker
Cushing-Syndrom	Diuretika	
Hyperthyreose	β-Blocker (nicht selektiv)	

1.2 Kindesalter

Cave: Je jünger das Kind, um so wahrscheinlicher liegt eine Organerkrankung vor (insgesamt bei ca. 80% der hypertensiven Kinder), dabei ganz überwiegend Nierenerkrankungen. Je höher der Blutdruck, um so wahrscheinlicher wird eine renovaskuläre Hypertonie.

Diagnostik
- Normwerte für das Alter beachten!
- richtige Meßmethode verwenden! Die Manschette, die bequem um den Oberarm paßt und die Ellenbeuge noch ganz frei läßt, ist die richtige (Tab. G-3).

Therapie
Kalorienbedarf und Dosierungsrichtlinien im Kindesalter sind in Tab. G-4 und G-5 angegeben.

Tabelle G-3. Altersentsprechende Blutdruckmanschetten.

Alter	Breite (cm)	Länge (cm)
Säuglinge	5– 6	13
Kleinkind	8– 9	20
Schulkind	12–14	25

Tabelle G-4. Kalorienbedarf bei Kindern (National Research Council, USA).

Alter	Kalorien
bis 6 Monate	kgKG×115
bis 12 Monate	kgKG×105
1– 3 Jahre	kgKG×100
4–10 Jahre	kgKG× 85
11–14 Jahre	kgKG× 65
15–18 Jahre	kgKG× 45

Tabelle G-5. Dosierung und Wertigkeit von hochdrucksenkenden Substanzen bei Hypertonie im Kindesalter.

Substanz	Dosierung (mg/kgKG/d)	Wertigkeit
Leichte Hypertonie:		
Propranolol	0,5–3	1. Wahl
Atenolol	0,5–2	1. Wahl
Metoprolol	0,5–4	1. Wahl
Hydrochlorothiazid	0,5–2	1. Wahl
Furosemid	1,0–4	1. Wahl bei Niereninsuffizienz
Methyldopa	10–40	2. Wahl
Dihydralazin	1–5	2. Wahl
Schwere Hypertonie:		
Nifedipin	0,2–2	1. Wahl
Captopril	0,2–3	1. Wahl
Enalapril	0,1–0,3	1. Wahl
Clonidin	0,005–0,03	2. Wahl
Urapidil	0,15–0,75	2. Wahl
	0,1–1,8 mg/h als Dauerinfusion	
Minoxidil	0,01–0,5	3. Wahl

G

1.3 Maligne Hypertonie

Extreme Erhöhung des Blutdrucks (diastolischer Blutdruck > 130 mmHg) mit Zeichen der hypertensiven Enzephalopathie (schwere Kopfschmerzen, Erbrechen, Sehstörungen, Krämpfe, Stupor, Koma), kardialer Dekompensation und rasch progredientem Nierenversagen. Das Nierenversagen kann bestimmendes Merkmal sein.

Symptome
- Hochdruckkrise ($RR_{sys.} > 200$ mmHg, $RR_{dia.} > 130$ mmHg)
- Organmanifestationen (Linksherzversagen, Lungenödem, Nierenversagen, Aortendissektion)

Diagnostik
- körperliche Untersuchung, (wiederholte RR-Messung, Herz, Lunge, große Arterien), neurologische Untersuchung, Augenhintergrund (kein Mydriatikum!), stündliche Urinausscheidung, evtl. Lumbalpunktion unter Hirnödemtherapie
- Labor: Blutbild, Prothrombinzeit (Quick), partielle Thromboplastinzeit (PTT), Kreatinin, Harnstoff, Elektrolyte, Leberenzyme, CK (CK-MB), Säure-Basen-Status, Urinstix® (Eiweiß und Hämoglobin), Katecholamine im 24-h-Sammelurin
- EKG
- Röntgen-Thorax
- Abdomensonographie
- nach Notfalltherapie: kranielle Computertomographie, EEG, transösophageale Echokardiographie, Aortographie oder thorakales Computertomogramm zum Ausschluß einer Aortendissektion

Therapie
S. Kap. A.2.

2. Maligne Nephrosklerose

Funktionelle und morphologische Veränderungen der Nieren, die sich im Verlauf einer primären oder sekundären Hypertonie als Hochdruckfolge im Rahmen einer akzelerierten oder malignen Hypertonie ausbilden. Als

primär maligne Nephrosklerose wird eine akute Niereninsuffizienz mit den histologischen Kennzeichen einer
malignen Nephrosklerose ohne vorausgehende Hypertonie bezeichnet.

Symptome
- maligne Hypertonie (s. Kap. G.1.3)
- rasch progrediente Niereninsuffizienz
- evtl. Verbrauchskoagulopathie, hämolytische Anämie

Diagnostik
- Basisdiagnostik s. Kap. G.1.3, Renin erhöht, Aldoste-
  ron erhöht (Ausnahme: maligne Nephrosklerose bei
  Hyperaldosteronismus)
- Zeichen der Verbrauchskoagulopathie (Thrombo-
  zyten, Fibrinogen, AT III ↓ und Quick vermindert,
  Fibrinspaltprodukte, Thrombinzeit und PTT erhöht)
- Hämolysezeichen (Bilirubinämie, Retikulozytose,
  Ahaptoglobinämie, LDH erhöht, Fragmentozyten)
- Urin: Oligo-Anurie, Hyposthenurie, evtl. auch Poly-
  urie, Erythrozyturie, Proteinurie (SDS-PAGE)

Therapie
Ziel: Blutdrucksenkung und Durchbrechung des Circulus
vitiosus Hyperreninismus – erhöhter RR – Arteriolenläsion.
- Hypertoniebehandlung s. Kap. A.2.
- evtl. ACE-Hemmer
- bei fortgeschrittener Niereninsuffizienz und deutli-
  cher Salz- und Wasserretention Ultrafiltration

3. Renovaskuläre Hypertonie

G

Hochdruckform, die durch eine ein- oder doppelseitige
Einengung der A. renalis oder ihrer Hauptäste hervorge-
rufen ist. An der Hochdruckentstehung ist das Renin-
Angiotensin-System ursächlich beteiligt.

> Cave: Nicht jede Nierenarterienstenose führt zu einem
> Hochdruck, da das Ausmaß der Stenose und ihre hä-
> modynamische Wirksamkeit ausschlaggebend sind
> für die Aktivierung des Renin-Angiotensin-Systems.

Kommt in unselektionierten Hypertonikergruppen in ca. 1% vor.

Ursachen
- Arteriosklerose (ca. 75%)
- fibromuskuläre Dysplasie (oft jüngere Frauen, ca. 20%)
- Stenosen nach Nierentransplantationen
- Aneurysmen der Nierenarterie oder der Aorta
- Verschluß der Nierenarterie (s. Kap. G.4.)
- Vaskulitis
- Kompression der Nierengefäße von außen (Tumoren, Zysten, Hydronephrose)

Symptome
- Hochdruckbeginn vor dem 30. Lebensjahr (vorwiegend Frauen)
- Verschlechterung einer bestehenden Hypertonie
- Vorliegen einer Arteriosklerose
- schwere, schlecht einstellbare Hypertonie
- schwere Organschäden mit starker Retinopathie
- abdominelles Strömungsgeräusch
- Nierenfunktionsverschlechterung unter ACE-Hemmer
- Hypokaliämie-Neigung

Diagnostik
- Captopriltest (da nur bei ca. der Hälfte der Patienten mit renovaskulärer Hypertonie eine basal erhöhte Reninaktivität nachweisbar ist, versucht man durch ACE-Hemmung das stimulierte RAAS zu demaskieren)
- Doppler-Sonographie (erfordert geübten Untersucher; bei Adipositas oft nicht verwertbar; bei nierentransplantatierten Patienten guter Screening-Test)
- Nierenszintigraphie (hier wird die Sensitivität durch gleichzeitige ACE-Hemmung deutlich gesteigert)
- digitale intravenöse Angiographie (bei Adipositas oft schlecht beurteilbar)
- digitale arterielle Angiographie (kann in einigen Kliniken auch ambulant durchgeführt werden)
- konventionelle Angiographie („Gold-Standard")

Die hämodynamische Wirksamkeit einer Nierenarterienstenose ist oft schwer abzuschätzen, Stenosierungen
über 70% gelten als hinweisend; durch den Captopriltest
oder eine seitengetrennte Reninbestimmung sowie die
Druckmessung vor und hinter der Stenose kann versucht
werden, Aufschluß über die hämodynamische Wirksamkeit zu erhalten.

Therapie
- konservativ-medikamentös: prinzipiell alle Antihypertensiva bis auf ACE-Hemmer möglich; bewährt:
  Diuretika, β-Blocker und Kalziumantagonisten (s.
  Kap. G.1.); (in speziellen Fällen, in denen eine
  nicht beherrschbare Hypertonie vorliegt und eine
  interventionelle Therapie nicht in Frage kommt,
  können ACE-Hemmer unter Inkaufnahme des Ver-
  lusts der Funktion der stenosierten Niere eingesetzt
  werden
- perkutane transluminale Angioplastie (PTA): Stellen-
  wert bei der fibromuskulären Dysplasie unbestritten
  (Erfolgsrate 80%), bei arteriosklerotischen Stenosen
  bisher nicht eindeutig geklärt (Erfolgsrate ca.
  30–50%; entsprechende Studien laufen zur Zeit); insbesondere bei arteriosklerotischen Stenosen hohe
  Komplikationsrate
- chirurgische Intervention: ähnlich wie die PTA bei
  fibromuskulärer Stenose sehr erfolgreich; bei arteriosklerotischen Stenosen ist die Komplikationsrate
  etwas niedriger als bei der PTA

> Cave: Der Erfolg einer Intervention ist nur an der
> Besserung des Blutdrucks abzulesen; oft ist bei länger
> bestehender Hypertonie bereits eine Fixierung ein-
> getreten.

G

- Nephrektomie: indiziert bei schwerer Hypertonie und
  funktionsloser stenosierter Niere (szintigraphisch
  Funktion < 20%)

4. Nierenarterienembolie und -thrombose

Kompletter oder partieller Verschluß der Nierenarterie oder einer ihrer Äste durch Embolie (meist kardialer Genese, selten Cholesterin) oder lokale Thrombose (meist durch Trauma).

Prognose
je nach Alter und Grunderkrankung sehr variabel; Hypertonus häufige Spätfolge bei Nierenarterienverschluß.

Symptome
- je nach Verschlußgrad sehr variabel
- nur bei hochgradigem Verschluß plötzlicher Flankenschmerz, Übelkeit, Erbrechen, Fieber
- akutes Nierenversagen in der Regel nur bei beidseitiger Beteiligung bzw. Einzelniere

Diagnostik
- Anamnese (Hinweise für generalisierte Atherosklerose, entzündliche Arterienerkrankungen, Z. n. Nierenarterienangiographie, Hinweise für kardiale Embolien [Vorhofflimmern, Mitral- oder Aortenvitium], Z. n. zerebralen Embolien, Trauma, vorausgehender operativer Eingriff)
- Blut: deutliche BSG-Erhöhung (>100 mm n.W.), LDH-, GOT- und AP-Erhöhung (in dieser Reihenfolge); bei akutem Nierenversagen Anstieg der Retentionswerte
- Urin: Hämaturie, Leukozyturie und leichte Proteinurie
- Echokardiographie bei klinischem Verdacht auf kardiale Embolie
- Sicherung der Diagnose nur durch renale Arteriographie (DSA)
- Nierenbiopsie bei Verdacht auf Cholesterinembolie

Therapie
- Thrombektomie bei arterieller Thrombose (meist operativ, nur selten perkutan möglich) so schnell wie möglich; Revaskularisierung nach 18 h nur in Einzelfällen möglich

- falls Thrombektomie nicht möglich, Versuch der Thrombolyse (Strepto- oder Urokinase)
- Marcumarisierung bei kardialer Genese
- bei Cholesterinembolie nur symptomatische Therapie

5. Nierenvenenthrombose

Thrombose mit (Teil-)Verschluß der Nierenvene.

Symptome
- bei akutem Nierenvenenverschluß (meist Kinder und Neugeborene) gleiche Symptomatik wie bei Nierenarterienverschluß: Flankenschmerz, Übelkeit, Erbrechen, akutes Nierenversagen
- bei Erwachsenen oft asymptomatisch mit langsamer Zunahme der Proteinurie und Verschlechterung der Nierenfunktion, selten Hypertonie
- häufig Lungenembolie erste Manifestation!

Diagnostik
- Anamnese (bekannte Thromboseneigung, bekanntes nephrotisches Syndrom [v.a. bei membranöser GN], retroperitoneale Prozesse, Volumenmangel)
  - Blut: Gesamtprotein und Albumin erniedrigt, Fette erhöht, AT III oft erniedrigt
  - Urin: große Proteinurie (> 3,5 g/24 h), Hämaturie, Glukosurie
  - Sonographie: oft Zunahme der Nierengröße
  - Diagnosesicherung mittels venöser DSA

Therapie
- 1wöchige Vollheparinisierung

Cave: Verminderte Wirksamkeit bei AT-III-Mangel!

- anschließend mindestens 6monatige Marcumarisierung
- Lysetherapie nur bei akutem Nierenversagen
- chirurgische Thrombektomie nur in Ausnahmefällen

H. Metabolische Störungen

1. Morbus Waldenström 99
2. Benigne monoklonale Gammopathie 100
3. Kryoglobulinämie 100
4. Plasmozytom 101
5. Diabetes mellitus 103
6. Störungen des Purinhaushalts 105

1. Morbus Waldenström

Lymphoplasmozytoides Immunozytom im Knochenmark mit Bildung monoklonaler IgM-Globuline. Renale Schäden meist durch:
- lymphozytoide Zellinfiltration der Niere
- Hyperviskositätssyndrom
- Amyloidose
- immunologisch vermittelte Glomerulonephritis
- unspezifische glomeruläre IgM-Ablagerungen

Symptome
- Hyperviskositäts-Syndrom (s. Plasmozytom, Kap. H.4.)
- Hypervolämie
- Blutungsdiathese
- neurologische Ausfälle
- bei Nierenbefall: Proteinurie, Niereninsuffizienz, gelegentlich Hämaturie

Diagnostik
- monoklonale IgM-Globuline im Serum
- lymphozytoide Zellinfiltrate des Knochenmarks

Cave: Proteinurie im Urin-Stix® nicht erkennbar!

Therapie
- bei Hyperviskosität Plasmapherese (s. Kap. H.4.)
- bez. der Nierenbeteiligung sonst meist keine spezielle Therapie möglich
- Chemotherapie s. weiterführende Literatur

2. Benigne monoklonale Gammopathie

Monoklonaler M-Gradient ohne Nachweis einer Plasmazellneoplasie oder anderer Malignität, renale Beteiligung ist selten (beschrieben sind endothelial und mesangial proliferative Glomerulonephritiden).

Symptome
Gelegentlich Proteinurie.

Diagnostik
- Nachweis eines M-Gradienten in der Elektrophorese
- keine Knochendefekte
- Plasmazellanteil im Knochenmark < 10%
- niedrige Paraproteinspiegel

Therapie
- keine spezielle Therapiemöglichkeit zur Zeit
- bei Übergang in Plasmozytom s. Kap. H.4.

3. Kryoglobulinämie

Auftreten von Eiweißen, die zu einer Polymerenbildung bei niedrigen Temperaturen führen. Sie werden unterteilt in die in ihnen enthaltenen IgG-Klassen (Typ I: IgM, IgG, IgA, Bence-Jones; Typ II: IgM-IgG, IgG-IgG oder IgA-IgG; Typ III: IgM-IgG, IgM-IgG-IgA). Sie sind meist assoziiert mit anderen Krankheiten (Plasmozytom, M. Waldenström, lymphozytoide Neoplasien, Autoimmunkrankheiten, Infektionen [Hepatitis B]). Nierenbeteiligung (ca. 20% der Patienten): fokal proliferative GN, membranöse GN.

Symptome
- essentielle Kryoglobulinämie: Purpura, Fieber, Arthralgien, Splenomegalie, Lebererkrankungen, gelegentlich Vaskulitis; bei Nierenbeteiligung: Bluthochdruck, Proteinurie, nephrotisches Syndrom, Nierenversagen
- sekundäre Kryoglobulinämie: s. Grundkrankheit

Diagnostik
- Serumbestimmung der Kryoglobuline

Cave: Serum darf nicht abkühlen!

Therapie
- Steroide (Prednisolon)
- Zytostatika (z.B. Leukeran®)
- vereinzelt Versuche mit Plasmapherese mit unterschiedlichem Erfolg

4. Plasmozytom

Plasmozytisches Non-Hodgkin-Lymphom von niedrigem Malignitätsgrad. Renale Beteiligung s. Tab. H-1.

Tabelle H-1. Nierenschäden und -funktionsstörungen, die mit einem Plasmozytom assoziiert sind.

Bence-Jones-Proteinurie

Myelomniere (intratubuläre Ablagerungen von Leichtketten mit spezifischen tubulären Reaktionen)

Nierenamyloidose

tubuläre Schädigung durch Ausscheidung von Leichtketten (mit frühzeitiger Ausbildung eines Fanconi-Syndroms)

Hyperkalzämie und hyperkalzämische Nephropathie (25% der Patienten weisen ein Kalzium > 11 mg/dl auf; Cave: Pseudohyperkalzämie mit normaler Konzentration an ionisiertem Kalzium und erhöhtem Gesamtkalzium bei Hyperproteinämie)

Plasmazellinfiltration

Plasmahyperviskosität

Dehydratation und Kontrastmittel-induziertes ANV

glomeruläre Ablagerungen von Harnsäure

bakterielle Infektion (Nieren, systemisch)

immunreaktive Glomerulonephritis

Leichtkettenkrankheit (Leichtkettenablagerung in Glomerula und tubulointerstitiell)

obstruktive Nephropathie (durch urethrale Amyloidablagerungen, Nephrolithiasis, Papillennekrosen, neurogene Störungen bei Schädigungen durch den Tumor)

Symptome
- Knochenschmerzen
- pathologische Frakturen
- Hyperkalzämie
- Anämie, Leukopenie, Thrombozytopenie
- Hämolyse
- gehäuft Infekte
- bei Nierenbefall: nephrotisches Syndrom, Niereninsuffizienz, Zeichen des Tubulusschadens, gelegentlich Flankenschmerzen
- Kachexie, Malnutrition
- Hyperviskositätssyndrom: Somnolenz, Kopfschmerz, Benommenheit, Schwindel, Ataxie, Doppelbilder, Parästhesien, Augenblutungen, Papillenödem, venöse Stauung, Kardiomegalie, Herzinsuffizienz, Hämaturie, Verlust der Urinkonzentration, Azotämie, Epistaxis, Purpura, Mittelohrblutung, Zahnfleischbluten

Diagnostik
- Histologie: Plasmazellnester im Knochenmark
- laborchemische Befunde: monoklonale Immunglobuline
- radiologische Veränderungen: Osteolyse

Therapie
- bei Hyperkalzämie: Kochsalzinfusionen (0,9% NaCl), Schleifendiuretika (z.B. Lasix®), Calcitonin (4–8 IE/kgKG/d i.v.), Mithramycin (12,5–25 µg/kgKG), evtl. Cortison (60 mg Prednisolon/d), Clodronsäure (z.B. Ostac® 1 Ampulle in 500 ml NaCl 0,9% über 2 h i.v.)
- bei Dehydratation: Rehydratation mit NaCl 0,9%, Glukose 5%
- bei Hyperurikämie mit Verdacht auf Harnsäureverstopfung s. Kap. H.6.1
- bei Hyperviskosität (Serum-Eiweiß > 12 g/dl und klinischen Symptomen): Plasmaaustausch gegen Albumin

---

Cave: Bei zu hohen Austauschmengen und niedriger Albuminkonzentration Blutdruckabfall durch zu schnelle Erniedrigung des onkotischen Drucks, Austausch von ca. der Hälfte des Plasmavolumens: 1,5 l.

- bei Blutungen evtl. Plasmaaustausch gegen FFP
- bei Nachweis von Amyloid s. Kap. G.3.1
- bei akuter Niereninsuffizienz: Nierenersatztherapie
- bei Verdacht auf Schädigung der Niere durch Leichtketten (Bence-Jones-Proteinurie, Ausschluß anderer
  Faktoren für eine akute Verschlechterung der Nierenfunktion) [1]:
  - Gabe von Furosemid (Lasix® 500–1500 mg/d) bei
    gleichzeitiger Gabe von NaCl 0,9% (2–5 l/d)
  - Plasmapherese an 5 aufeinanderfolgenden Tagen
    mit FFP
  - Prednisolon (Decortin® H) 20 mg/kgKG/d i.v. über
    3 Tage, dann 20 mg/m²KO/d über 7 Tage
  - Cyclophosphamid (Endoxan®) 200 mg/m²KO/d
    über 5 Tage

Literatur

Zuchelli, H., et al.: Kidney Int. 33 (1988) 1175–1180.

5. Diabetes mellitus

5.1 Typ I

Primärer Insulinmangel junger Patienten, der in etwa
30–40% der Fälle nach 20–30 Jahren zu einer terminalen Niereninsuffizienz führt.

Diagnostik
- Parameter für eine ausreichende Blutzuckereinstel-
  lung: Blutzuckertagesprofil, HbA 1c
- Zeichen sekundärer Organschäden: Mikroalbumin-
  urie, Retinopathie, Polyneuropathie, periphere
  Durchblutungsstörungen

Therapie
Entsprechend der Albuminurie, die zum Stadium der
diabetischen Nephropathie nach Deckert korreliert
ist:
- Stadium 1 (Albuminurie normal, < 30 mg/d): optimale
  Blutzuckereinstellung

- Stadium 2 (Albuminurie 30–300 mg/d):
  - optimale Blutzuckereinstellung (intensivierte Insulintherapie, Insulinpumpe)
  - Antihypertensiva (ACE-Hemmer, β-Blocker, Kalziumantagonisten)
- Stadium 3 (Albuminurie > 300 mg/d):
  - Blutzuckereinstellung
  - Antihypertensiva
  - bei nephrotischem Syndrom: Eiweißrestriktion (0,5–0,8 g/kgKG plus die Menge, die in 24 h in den Urin gelangt) und Behandlung der Niereninsuffizienz (s. Kap. P.)

5.2 Typ II

Glukosetoleranzstörung in Folge einer Insulinresistenz bei noch (Typ IIa) oder nicht mehr nachweisbarer (Typ IIb) Insulineigenproduktion des älteren Patienten.

Diagnostik
S. Diabetes mellitus Typ I (Kap. H.5.1)

Therapie
- Verbesserung der diabetischen Stoffwechsellage: Gewichtsreduktion, Diät, regelmäßige körperliche Belastung

---

Cave: Eine zusätzliche Erhöhung der Insulinspiegel durch orale Antidiabetika muß wenn immer möglich vermieden werden, da der Hyperinsulinismus besonders die Nieren, aber auch die glatte Muskulatur der Gefäße hypertrophieren läßt und damit die sekundären Schäden in Verbindung mit der arteriellen Hypertonie und der Arteriosklerose bewirkt und verstärkt.

- ansonsten Therapie entsprechend der Albuminurie wie bei Diabetes mellitus Typ I (Kap. H.5.1)

6. Störungen des Purinhaushalts

Mögliche Nierenerkrankungen bei Störungen des Purin-
haushaltes sind:
- Nierenerkrankungen bei Hyperurikämie
- Nierenerkrankungen bei Hypourikämie
- akute Harnsäure-Nephropathie
- chronische Gicht-Nephropathie
- Harnsäure-Nephrolithiasis (s. Nephrolithiasis, s. Kap.
  N.)

6.1 Hyperurikämie

Harnsäurekonzentrationen im Plasma oder Serum, die
über dem Normalbereich, den 95% der Bevölkerung auf-
weisen, liegen. Obergrenze der Harnsäure: 8,5 mg/dl für
Männer, 6,5 mg/dl für Frauen (6,5–8,5 mg/dl Grauzone).
Ursachen s. Abb. H-1.

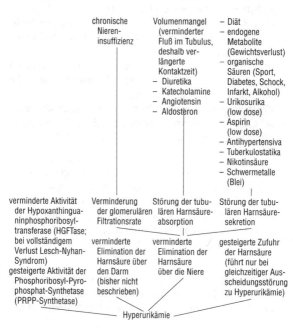

Abb. H-1. Ursachen einer Hyperurikämie.

Symptome
- Gicht (akut oder chronisch)
- Auftreten von Harnsäuresteinen

Therapie
Behandlungsbedürftigkeit bei:
- Gichtanfällen
- schwerer Form der Harnsäurebildungs- oder -ausscheidungsstörung
- Harnsäuresteinen oder renaler Ausscheidung über 700 mg/d (Gefahr der Steinbildung)
- Serum-Harnsäurewerten > 9 mg/dl (kontrovers diskutiert)
- Diät (bei gering erhöhten Harnsäurewerten und Adipositas)
- Urikosurika (bei niedriger renaler Harnsäureausscheidung):
  - Sulfinpyrazon (z.B. Anturano®): 50 mg alle 12 h Dosissteigerung im Verlauf einiger Wochen auf 100 mg 3×tgl. (max. 600 mg/d)
  - Benzbromaron (z.B. Narcaricin®): Anfangsdosis: 50 mg/d, langsame Steigerung auf 100 mg/d (max. 600 mg/d).

Urikosurika sollten bis zum Erreichen eines normalen Harnsäure-Pools (normale Serum-Harnsäure, normale Urinharnsäure) gegeben werden.
- *Kontraindikationen:* erhöhte renale Harnsäureausscheidung, vermehrte Harnsäurebildung, Nierenfunktionsstörungen und Steine im Urogenitaltrakt

---

Cave: Niedrige Anfangsdosis und Dosissteigerung innerhalb mehrerer Wochen zur Vermeidung von Steinbildung; gute Flüssigkeitszufuhr (mindestens 3 l/d). Anfangs evtl. Gabe von Colchicin; evtl. Alkalisierung des Harns (Natriumbicarbonat 5–10 g/d oder Calciumcitrat 12–24 g/d).

- Hemmung der Harnsäurebildung (kann sowohl bei vermehrter Harnsäureproduktion als auch bei verminderter Harnsäureausscheidung und Nierensteinen) eingesetzt werden

– Allopurinol (z. B. Zyloric®): Anfangsdosis: 100 mg/d; Steigerung über 3 Wochen auf 200–300 mg/d (in Einzelfällen bis 600 mg/d)

> Cave: Dosisreduktion bei eingeschränkter Nieren-
> funktion; Allopurinol kann dosisabhängig zu einer
> interstitiellen Nephritis führen. Eine erhöhte
> Harnsäure sollte insbesondere bei Niereninsuffizienz
> nur in Ausnahmefällen (Harnsäuresteine, nachgewie-
> sene Gicht, primäre Harnsäuremetabolisierungs-
> störung) behandelt werden.

6.2 Hypourikämie

Serum-Harnsäurewerte < 2,0 mg/dl (Häufigkeit 0,2 bis 0,6 %, im klinischen Alltag spielen hierbei vor allem sekundäre, medikamenteninduzierte Formen eine Rolle).

Therapie
Absetzen der evtl. verursachenden Medikamente, sonst keine spezielle Therapie notwendig, da eine pathologische Bedeutung dieser Störung zur Zeit nicht bekannt ist.

6.3 Gicht

Symptome

Akuter Gichtanfall (Podagra)
- akute, mit unerträglichen Schmerzen einhergehende Monarthritis, meist der unteren Extremität, die innerhalb weniger Tage bis spätestens einer Woche abklingt (selten Polyarthritis)
- evtl. Begleitsymptome: Fieber, Schüttelfrost, Tachykardie, Kopfschmerzen

Interkritische Gicht (zwischen den Anfällen)
Beschwerdefreiheit.

Chronische Gicht
- Tophus (typisch)
- chronische Gelenkbeschwerden
- Bursitiden
- Polyradikulitiden
- Gelenkdeformierung

Diagnostik
- im akuten Anfall:
  - Colchicintest positiv (Colchicum-Dispert®): 1 mg p.o., dann 0,5–1 mg alle 2 h bis Linderung verspürt wird oder Nebenwirkungen auftreten; positiv, wenn objektivierbare Besserung innerhalb von 48 h auftritt und der Erfolg für mindestens eine Woche anhält
  - Nachweis von Harnsäurekristallen im Synoviapunktat
- Uratablagerungen
  - Weichteiltophus (subkutan, Bursa)
  - Knochentophus (Röntgenbild)
  - chemischer oder mikroskopischer Harnsäurenachweis
- Hyperurikämie

Therapie des akuten Gichtanfalls
- Indometacin (z.B. Amuno®): 25–50 mg alle 4–6 h; Therapie während des Zeitraums der gesamten Symptomatik (2–3 Tage), Abbau der Dosis nach Abklingen der Beschwerden innerhalb einer Woche (alternativ: Naproxen, Diclofenac, Sulindac, Piroxicam)
- Azapropazon (z.B. Tolyprin®) (wirkt entzündungshemmend, analgetisch und urikosurisch): Anfangsdosis 2,4 g/24 h über mehrere Einzeldosen verteilt, 2. und 3. Tag: 1,8 g/24 h; anschließend: 1,4 g/24 h

> Cave: Dosisreduktion bei eingeschränkter Nierenfunktion!

- Colchicin (z.B. Colchicum-Dispert®) (entzündungshemmendes Pflanzenalkaloid): beim akuten Gichtanfall so früh wie möglich geben; Anfangsdosis 1 mg p.o.; anschließend alle 2 h 0,5–1 mg (alternativ: 1 mg Anfangsdosis, dann stdl. über 4 h 0,5 mg, dann weiter alle 2–3 h) bis Besserung der Symptome zu verzeichnen ist oder Nebenwirkungen (Bauchschmerzen, Übelkeit, Diarrhö) auftreten; Besserung der Symptome in der Regel innerhalb von 2–3 h; Gesamtdosis: 6 mg

> Cave: Reduktion der Dosis bei Leber- und Niereninsuffizienz.

- bei Versagen der obengenannten Medikamente: Versuch mit Kortikosteroiden (z.B. 40 mg Prednisolon [z.B. Decortin®H]) mit darauffolgender langsamer Dosisreduktion; während des Ausschleichens evtl. Gabe von Colchicin oder Indometacin zur Verhinderung eines erneuten Gichtanfalls

H

1. Kalium 111
2. Natrium 115
3. Kalzium 120
4. Magnesium 124
5. Azidose 127
6. Alkalose 129

1. Kalium

1.1 Hyperkaliämie

Serum-Kaliumwerte > 5,2 mmol/l (> 6,5 lebensbedrohlich; Ausschluß einer Pseudohyperkaliämie: falsche Blutentnahmetechnik oder Leukozytose bzw. Thrombozytose).

Symptome
- oft symptomlos (!)
- neuromuskulär: Areflexie, Parästhesien, Muskellähmung, Atemlähmung
- kardial: Hypotension, Bradykardie, Kammerflimmern, Asystolie

Diagnostik
- s. Abb. J-1
- EKG (hohes T, QRS verbreitert, QT verlängert)

Therapie

Allgemeine Therapieprinzipien:
- kaliumarme Diät: Vermeiden von u.a. Bananen, Fruchtsäften
- Behandlung bekannter Ursachen: u.a. Absetzen von kaliumsparenden Diuretika, ACE-Hemmern, kaliumhaltigen Penicillinen, Betablocker, Digitalis (bei Intoxikationen)
- Behandlung einer Nebenniereninsuffizienz
- Behandlung einer evtl. begleitenden Azidose

J

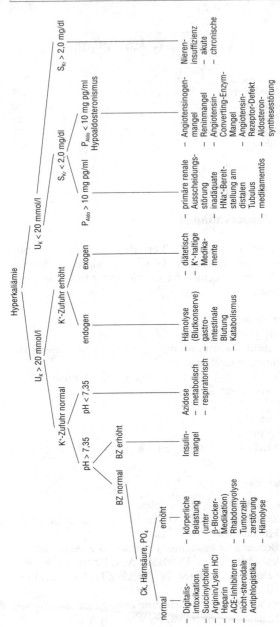

Abb. J-1. Vorgehen bei Hyperkaliämie.

Spezielle Therapie
- Kationenaustauscherharze wie Polystyrol,divenyl-benzolsulfonsäure als Natriumsalz (Resonium® A) oder Kalziumsalz (Sorbisterit®) maximal 3–4×/24 h 20–40 g in 200 ml 20%-Sorbitlösung p.o. oder 1–3×/24 h 50 g in 200 ml 10%-Glukoselösung als Einlauf
- vermehrte Elimination durch z.B. i.v.-Gabe von 20–40 mg Furosemid
- Infusion 20%-Glukoselösung (300 ml über die ersten 30–60 min + 16 IE Alt-Insulin [Human])
- Natriumbicarbonat 8,4% i.v. (50–150 mmol = 50 bis 150 ml; besonders effektiv bei bestehender Azidose)
- 10%-Kalziumglukonat i.v. (10–30 ml; Anwendung bei schweren kardiotoxischen Wirkungen)

> Cave: Digitalisierter Patient! Verwendung nur bei akuten Notfällen!

- Hämodialyse oder Peritonealdialyse bei Niereninsuffizienz (Nachteil: langsames Verfahren); in akuten Notfällen i.v.-Glukose, Natriumbicarbonat, Kalziumglukonat als Erstmaßnahmen

1.2 Hypokaliämie

Serum-Kaliumwerte von < 3,6 mmol/l (< 3,0 lebensbedrohlich).

Symptome
- muskuläre Schwäche
- Hyporeflexie
- Parästhesien
- Arrhythmien

Diagnostik
- s. Abb. J-2
- EKG

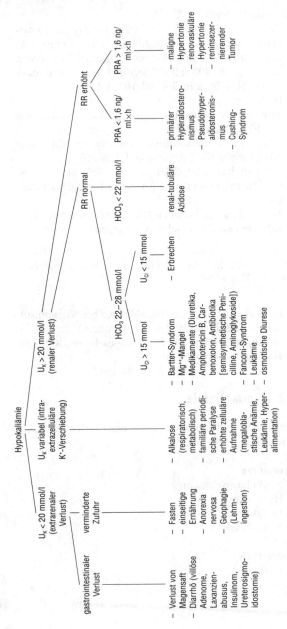

Abb. J-2. Vorgehen bei Hypokaliämie.

Therapie

Allgemeine Therapieprinzipien
- kaliumreiche Diät
- Behandlung bekannter Ursachen: u.a. Absetzen von Diuretika, Kortikoiden, Carbenoxolon (Ulcus-Tablinen®), Laxanzien
- Behandlung eines Diabetes mellitus, Cushing-Syndroms, Conn-Syndroms, reninproduzierenden Tumors
- Behandlung der evtl. begleitenden Alkalose oder eines Magnesiummangels

Spezielle Therapie
- orale Substitution von 40–120 mmol KCl/d (z.B. Kalinor®-retard P mit 8 mmol/Kps., Rekawan® mit 13,4 mmol/Tbl. oder Briefchen, Kalium-Duriles® mit 10 mmol/Tbl.) oder bei azidotischer Stoffwechsellage Kaliumcitrat/Kaliumhydrogencarbonat (Kalinor®-Brausetabletten mit 40 mmol K^+)
- zusätzliche Gabe eines kaliumsparenden Diuretikums (Amilorid, Triamteren, Spironolacton) bei Diuretika-induzierter Hypokaliämie oder Leberzirrhose
- i.v.-Gabe (bei Konzentrationen > 10 mmol/h ZVK erforderlich) Gabe von 10–20 (maximal) mmol K^+/h in einer Infusionslösung oder über einen Perfusor (unter Intensivbedingungen kann bei vitaler Indikation bis zu 40 mmol/h gegeben werden)

2. Natrium

2.1 Hypernatriämie

Serum-Natriumkonzentration >150 mmol/l (>160 mmol/l lebensbedrohlich).

Symptome
- Durst
- Verwirrtheit
- Schwäche
- Oligurie bei Hypovolämie

J

Diagnostik
S. Abb. J-3.

Therapie

Allgemeine Therapieprinzipien
- natriumarme Diät bei erhöhtem Gesamtkörpernatrium
- reichlich Trinken bei vermindertem Extrazellulärvolumen (EZV)
- Behandlung bekannter Ursachen: übermäßige Natriumzufuhr: Natriumbicarbonat, -penicillin; Hyperaldosteronismus, Cushing-Syndrom; verminderte Wasserzufuhr; Ausgleich von Hypokaliämie, Hyperkalzämie
- bei bestehendem Wasserdefizit Ausgleich von etwa 50% in den ersten 24 h, Wasserdefizit = Gesamtkörperwasser (60%×KG)×Differenz aus aktueller und normaler Serumnatriumkonzentration

Spezielle Therapie
- Hypernatriämie mit vermindertem EZV: Infusion von 5%-Glukoselösung oder 0,45–0,9%-NaCl-Lösung abhängig vom Überwiegen von Hypernatriämie oder Volumenmangel (eher NaCl-Lösung). Der Volumenmangel soll in 24 h zur Hälfte ausgeglichen werden
- Hypernatriämie mit erhöhtem EZV: Restriktion der Natriumzufuhr und Diuretikagabe. Insbesondere bei gleichzeitig bestehender Niereninsuffizienz kann der Einsatz von Hämodialyse oder Hämofiltration (hohes Natrium im Dialysat erforderlich!) notwendig werden
- bei zentralem Diabetes insipidus Desmopressin intranasal (ca. 0,1–0,2 ml Minirin®-Lösung)
- bei renalem Diabetes insipidus Thiaziddiuretika (z. B. 2×1–3 Tbl. Esidrix®) und NaCl-Restriktion
- Hypernatriämie mit normalem EZV: Zufuhr von freiem Wasser (Trinken von Wasser, 5%-Glukoseinfusion), NaCl-Restriktion und ggf. Kaliumsubstitution

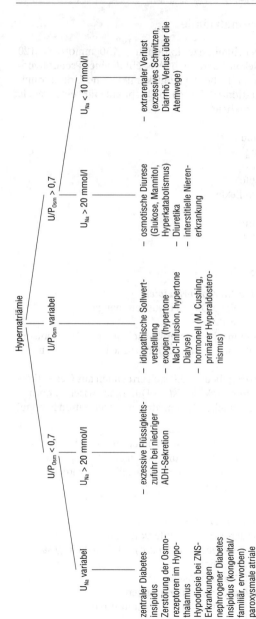

Hypernatriämie

U/P$_{Osm}$ < 0,7

U$_{Na}$ variabel

– zentraler Diabetes
  insipidus
– Zerstörung der Osmo-
  rezeptoren im Hypo-
  thalamus
– Hypodipsie bei ZNS-
  Erkrankungen
– nephrogener Diabetes
  insipidus (kongenital/
  familiär, erworben)
– paroxysmale atriale
  Tachykardie
– Schwangerschaft (selten)

U$_{Na}$ > 20 mmol/l

– exzessive Flüssigkeits-
  zufuhr bei niedriger
  ADH-Sekretion

U/P$_{Osm}$ variabel

– idiopathische Sollwert-
  verstellung
– exogen (hypertone
  NaCl-Infusion, hypertone
  Dialyse)
– hormonell (M. Cushing,
  primärer Hyperaldosteronismus)

U/P$_{Osm}$ > 0,7

U$_{Na}$ > 20 mmol/l

– osmotische Diurese
  (Glukose, Mannitol,
  Hyperkatabolismus)
– Diuretika
– interstitielle Nieren-
  erkrankung

U$_{Na}$ < 10 mmol/l

– extrarenaler Verlust
  (exzessives Schwitzen,
  Diarrhö, Verlust über die
  Atemwege)

Abb. J-3. Vorgehen bei Hypernatriämie.

J

2.2 Hyponatriämie

Serum-Natriumkonzentrationen < 130 mmol/l (< 120 mmol/l lebensbedrohlich; Ausschluß einer Pseudohyponatriämie, z.B. bei Hyperglykämie). Eine Urinnatriumkonzentration > 20 mmol/l spricht für eine renale Grundkrankheit.

Symptome
- Lethargie
- Koma
- Krämpfe
- Hyperreflexie

Diagnostik
S. Abb. J-4.

Therapie

Allgemeine Therapieprinzipien
- natriumreiche Diät bei Natriummangel
- Wasserrestriktion
- Behandlung bekannter Ursachen: u.a. M. Addison, Hypoaldosteronismus, Glukosurie bei Diabetes mellitus
- der Natriumbedarf läßt sich errechnen aus Gesamtkörperwasser (60% des KG)×Differenz zwischen normaler und aktueller Serumnatriumkonzentration in mmol

> Cave: In den ersten 24 h sollten nicht mehr als etwa 50% (Serumnatrium um maximal 12 mmol/l anheben) des Natriumbedarfs ausgeglichen werden (Gefahr der pontinen Myelinose).

Spezielle Therapie
- vermindertes Extrazellulärvolumen
  - NaCl-Tabletten (5–10 g/d) + Flüssigkeit, gesalzene Fleischbrühe
  - 0,9%-NaCl-Infusion
- normales Extrazellulärvolumen
  - Wasserrestriktion, NaCl-Zufuhr p.o.
  - ggf. isotone NaCl-Infusion

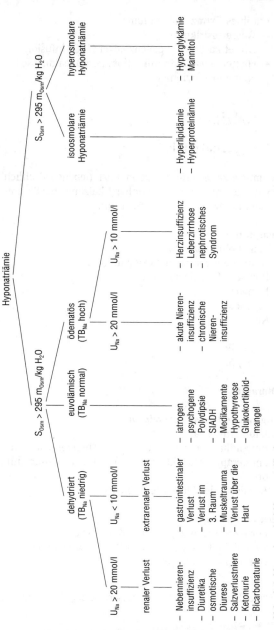

Abb. J-4. Vorgehen bei Hyponatriämie.

- erhöhtes Extrazellulärvolumen
  - Wasserrestriktion
  - Diuretikagabe mit gleichzeitiger NaCl-Infusion
  - Hämodialyse, Hämofiltration, Peritonealdialyse bei Niereninsuffizienz

3. Kalzium

3.1 Hyperkalzämie

Serum-Kalziumwerte > 2,8 mmol/l (lebensbedrohlich > 3,5; Ausschluß einer Pseudohyperkalzämie bei Serum-Albuminkonzentrationen > 5,2 g/dl).

Symptome
- häufig ohne Symptome
- Anorexie, Erbrechen, Obstipation
- Polyurie, Polydipsie
- Dehydration
- Psychose
- Koma

Diagnostik
S. Abb. J-5.

Therapie

Allgemeine Therapieprinzipien
Kalziumarme Diät
- Behandlung bekannter Ursachen: Absetzen von Lithiumtherapie, Thiazidmedikation, Vitamin-D-Substitution
- Ausgleich des Flüssigkeitsdefizits

Spezielle Therapie
- Furosemid (Lasix®) i.v. und 0,9%-NaCl-Infusion mit 40 mmol KCl-Zusatz/l nach Bedarf, um eine Diurese von 6 l/24 h zu erzielen

---

Cave: Hypokaliämie! Überwässerung bei Herzinsuffizienz!

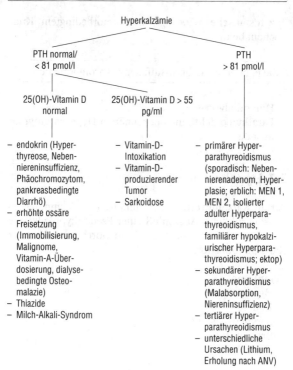

Hyperkalzämie

PTH normal/ < 81 pmol/l

PTH > 81 pmol/l

25(OH)-Vitamin D normal

25(OH)-Vitamin D > 55 pg/ml

- endokrin (Hyper-
thyreose, Neben-
niereninsuffizienz,
Phäochromozytom,
pankreasbedingte
Diarrhö)
- erhöhte ossäre
Freisetzung
(Immobilisierung,
Malignome,
Vitamin-A-Über-
dosierung, dialyse-
bedingte Osteo-
malazie)
- Thiazide
- Milch-Alkali-Syndrom

- Vitamin-D-
Intoxikation
- Vitamin-D-
produzierender
Tumor
- Sarkoidose

- primärer Hyper-
parathyreoidismus
(sporadisch: Neben-
nierenadenom, Hyper-
plasie; erblich: MEN 1,
MEN 2, isolierter
adulter Hyperpara-
thyreoidismus,
familiärer hypokalzi-
urischer Hyperpara-
thyreoidismus; ektop)
- sekundärer Hyper-
parathyreoidismus
(Malabsorption,
Niereninsuffizienz)
- tertiärer Hyper-
parathyreoidismus
- unterschiedliche
Ursachen (Lithium,
Erholung nach ANV)

Abb. J-5. Vorgehen bei Hyperkalzämie.

- Calcitonin (Karil®, Calcitonin®) i.v. als Dauerinfusion
  (4–8 E/kgKG in 500 ml 5%-Glukoselösung/24 h), s.c.
  in 8–12stündlichen Abständen (4–8 E/kgKG verteilt
  auf 2–3 Einzelgaben)
- 50–100 mg Prednison/d p.o. (Decortin® H) bei tu-
  morbedingter Hyperkalzämie, Sarkoidose, Vitamin-D-
  Überdosierung
- 300 mg Clodronat (Ostac®) in 500 ml 0,9% NaCl über
  2 h für 5 Tage, anschließend 4×400–800 mg p.o. bei
  tumorbedingtem Knochenabbau

Cave: Nicht bei Niereninsuffizienz!

- Mithramycin (25 µg/kgKG in 500 ml 5%-Glukose-
  lösung über 6 h i.v., Wiederholung nach 3–4 Tagen;

J

zytostatische Wirkung!) bei tumorbedingtem Knochenabbau

Cave: Nieren-, Leberinsuffizienz, Thrombopenie!

- Hämodialyse
- Parathyreoidektomie bei primärem Hyperparathyreoidismus

3.2 Hypokalzämie

Serum-Kalziumwerte < 2,1 mmol/l (< 1,5 mmol/l lebensbedrohlich); Ausschluß einer Pseudohypokalzämie (bei Serumalbumin < 4 g/dl und normaler ionisierter Kalziumkonzentration).

Symptome
- Hyperreflexie
- Tetanie
- Laryngospasmus
- Bronchospasmus
- Gallenkolik

Diagnostik
- s. Abb. J-6
- EKG (QT-Verlängerung)

Therapie

Allgemeine Therapieprinzipien
- kalziumreiche Diät (Milch, Milchprodukte)
- Behandlung bekannter Ursachen: Absetzen von medikamentöser Therapie mit Antikonvulsiva, Glutethimid, Schleifendiuretika bzw. übermäßigem Alkoholkonsum

Spezielle Therapie
- 1000–3000 mg Ca^{++} p.o. (Calcium-Sandoz® forte = 500 mg, Calcium-Sandoz® fortissimum = 1000 mg)
- 10–40 ml Kalziumglukonat 10% i.v. über 10–15 min bei Tetaniesymptomatik

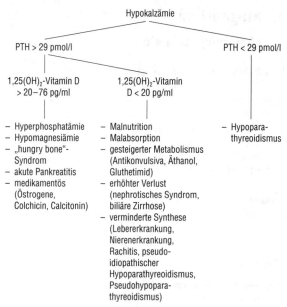

Abb. J-6. Vorgehen bei Hypokalzämie.

Cave: Digitalismedikation!

- 0,025–0,1 mg (Rachitis, Mangelernährung) bis 1,0–2,5 mg (Malabsorption) Vitamin D_3 (Vigantol®) p.o.
- 2–3×0,25 µg 1,25-Dihydroxy-Vitamin D_3 (Rocaltrol®)/ Woche oder 0,25–1 (max. 3) µg Calcidol (EinsAlpha® = 1 µg, EinsAlpha® mite = 0,25 µg) bei Niereninsuffizienz oder schwerer Malabsorption

Cave: Die Behandlung mit Vitamin-D-Präparaten macht engmaschige Kontrollen von Serum-Kalzium- und Serum-Phosphatkonzentrationen und eine individuelle Dosierung erforderlich. Hyperkalzurie unter chronischer Medikation mit Vitamin-D-Präparaten deutet auf eine Überdosierung, Hypokalzurie auf eine Unterdosierung hin.

4. Magnesium

4.1 Hypermagnesiämie

Serum-Magnesiumwerte > 1,1 mmol/l.

Symptome
- Hyporeflexie
- Muskelschwäche, -lähmung
- Ateminsuffizienz
- Erbrechen, Obstipation
- AV-Blockade

Diagnostik
- s. Abb. J-7
- EKG

Therapie

Allgemeine Therapieprinzipien
- magnesiumarme Diät
- Behandlung bekannter Ursachen: Lithiummedikation, Antazida, magnesiumhaltige Laxanzien (Magnesiumsulfat), magnesiumhaltige Phosphatsenker ???

Spezielle Therapie
- 20–40 mg Furosemid (Lasix®) i.v.
- Glukose-Insulin-Infusion (300 ml 20%ige Glukose-lösung + 16 E Insulin)
- 10–20 ml Kalziumglukonat 10% bei neuromuskulären Symptomen (Verwirrtheit, Atemlähmung, Reflexabschwächung)
- Hämodialyse

4.2 Hypomagnesiämie

Serum-Magnesiumwerte < 0,7 mmol/l.

Symptome
- Hyperreflexie
- Tetanie
- Verwirrtheit
- Abdominalspasmen

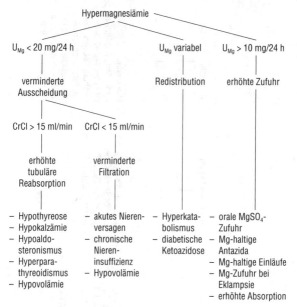

Abb. J-7. Vorgehen bei Hypermagnesiämie.

Diagnostik
- s. Abb. J-8
- EKG

Therapie

Allgemeine Therapieprinzipien
- magnesiumreiche Diät (Obst, Gemüse, Nüsse)
- Behandlung bekannter Ursachen: Absetzen von Diuretika, Laxanzien, Therapie von Diabetes mellitus, Hyperkalzämie, Einstellung von übermäßiger Alkoholzufuhr, Korrektur parenteraler Ernährung, cis-Platintherapie

Spezielle Therapie
- 25 mmol Magnesiumsalze/d p.o.
- 8 mmol Mg^{++} in 100 ml 5%-Glukoselösung in 10 bis 20 min + 10 mmol Mg^{++} als Dauerinfusion/24 h bei symptomatischer Hypomagnesiämie

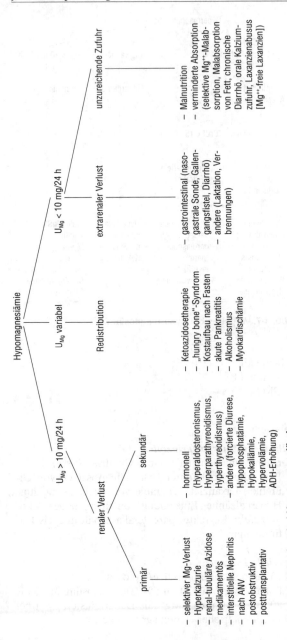

Abb. J-8. Vorgehen bei Hypomagnesiämie.

- 4 mmol Mg^{++}/24 h als Zusatz bei parenteraler Ernährung
- Reduktion des Fettanteils in der Nahrung bei Malabsorption

5. Azidose

pH-Wert < 7,35 (< 7,20 lebensbedrohlich).

Symptome
- Kussmaulsche Atmung (bei metabolischer Azidose)
- Schwäche
- Unruhe
- Koma
- Hypotonie
- Bradykardie

Diagnostik
- Säure-Basen-Status (pH, pCO_2, pO_2, Standardbicarbonat, Basenexzeß) und Anionenlücke (= $[Na^+]–[Cl^- + HCO_3^-]$ = ca. 12 mmol/l, steigt bei einem Kreatininwert von 11 mg/dl auf etwa 17 mmol/l an)
- s. Abb. J-9

Therapie
Die bei Niereninsuffizienz vorliegende Azidose bedarf meist keiner Therapie (erst bei Bicarbonatwerten < 15 mmol/l).

Allgemeine Therapieprinzipien
- Behandlung bekannter Ursachen: Absetzen von Medikamenten (Biguanide, Carboanhydrasehemmer, Ammoniumchlorid, Argininhydrochlorid, Aminosäureninfusion, Sedativa, Schlafmittel, Narkotika), Behandlung von entgleistem Diabetes mellitus, eines Kreislaufschocks
- Behandlung von während der Azidosebehandlung auftretender Hypokaliämie

Spezielle Therapie
- 2–3×2,5–5,0 g Hexakalzium-Hexanatrium-Heptazitrat-Hydratkomplex (Acetolyt®-Granulat) p.o. bzw.

J

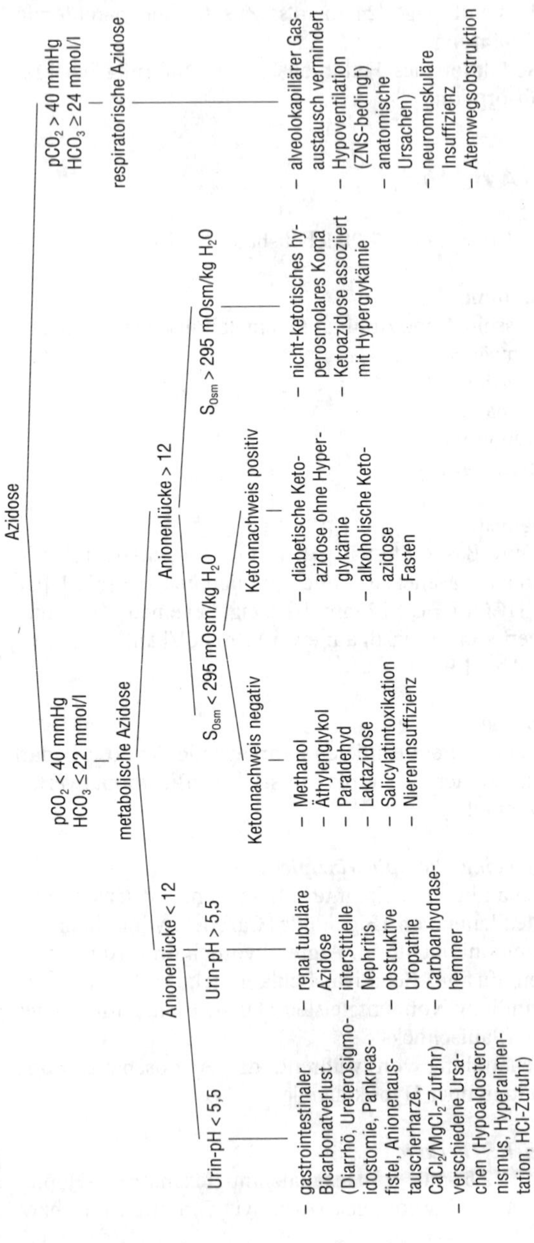

Azidose

metabolische Azidose
$pCO_2 < 40$ mmHg
$HCO_3 \leq 22$ mmol/l

respiratorische Azidose
$pCO_2 > 40$ mmHg
$HCO_3 \geq 24$ mmol/l

Anionenlücke < 12

Anionenlücke > 12

Urin-pH < 5,5

Urin-pH > 5,5

Ketonnachweis negativ
$S_{Osm} < 295$ mOsm/kg H_2O

Ketonnachweis positiv

$S_{Osm} < 295$ mOsm/kg H_2O

$S_{Osm} > 295$ mOsm/kg H_2O

Urin-pH < 5,5
- gastrointestinaler Bicarbonatverlust (Diarrhö, Ureterosigmoidostomie, Pankreasfistel, Anionenaustauscherharze, CaCl₂/MgCl₂-Zufuhr)
- verschiedene Ursachen (Hypoaldosteronismus, Hyperalimentation, HCl-Zufuhr)

Urin-pH > 5,5
- renal tubuläre Azidose
- interstitielle Nephritis
- obstruktive Uropathie
- Carboanhydrasehemmer

Ketonnachweis negativ
- Methanol
- Äthylenglykol
- Paraldehyd
- Laktazidose
- Salicylatintoxikation
- Niereninsuffizienz

$S_{Osm} < 295$ mOsm/kg H_2O
- diabetische Ketoazidose ohne Hyperglykämie
- alkoholische Ketoazidose
- Fasten

$S_{Osm} > 295$ mOsm/kg H_2O
- nicht-ketotisches hyperosmolares Koma
- Ketoazidose assoziiert mit Hyperglykämie

respiratorische Azidose
- alveolokapillärer Gasaustausch vermindert
- Hypoventilation (ZNS-bedingt)
- anatomische Ursachen
- neuromuskuläre Insuffizienz
- Atemwegsobstruktion

Abb. J-9. Vorgehen bei Azidose.

3×2,5 g Hexakalium-Hexanatrium-Pentazitrat-Hydratkomplex (Uralyt-U®-Granulat) bei begleitendem Kalziummangel und Hyperkaliämie bzw. Hypokaliämie

---

Cave: Eingeschränkte Wirksamkeit bei Niereninsuffizienz!

- 3×1,0–1,5 g Natriumbicarbonat (= 3×2–3 Kps. Nephrotrans®) p.o.; Natriumbicarbonatinfusion (8,4%) 50 ml/h = 50 mmol/h bei akuter Azidose und Serum-pH-Werten < 7,20 (unter Reanimationsbedingungen höhere Dosierung in kurzer Zeit)
  – ggf. Bicarbonathämodialyse

6. Alkalose

pH-Wert > 7,45.

Symptome
- Hyperreflexie
- Tetanie
- Schwäche
- Adynamie
- Darmatonie, Meteorismus
- Bewußtseinsstörung, Koma

Diagnostik
S. Abb. J-10.

Therapie

Allgemeine Therapieprinzipien
- Behandlung bekannter Ursachen: u. a. Beendigung einer Drainage über Magensonde, von Diuretikatherapie, Behandlung von Cushing-Syndrom, primärem Aldosteronismus
- Ausgleich von Volumenmangel oder Elektrolytentgleisungen (Substitution von NaCl oder KCl)

J

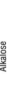

Alkalose

metabolische Alkalose
$pCO_2 > 40$ mmHg
$HCO_3 \geq 28$ mmol/l

- **$U_{Cl} > 10$ mmol/l**
  - **RR erhöht**
    - primärer Hyperaldosteronismus
    - andere Mineralokortikoide
    - M. Cushing
    - Nierenarterienstenose
  - **RR normal**
    - Bartter-Syndrom
    - Hypomagnesiämie
    - Hypokaliämie
    - Diuretika
    - Korrektur einer chronischen Hyperkapnie
- **U_{Cl} variabel**
  - nicht-resorbierbare Anionen
  - Alkalizufuhr (Bicarbonatzufuhr, Milch-Alkali-Syndrom, Antazida bei Niereninsuffizienz)
  - Hyperkalzämie
  - Rebound nach Azidose
- **$U_{Cl} < 10$ mmol/l**
  - gastrointestinaler Flüssigkeitsverlust (Erbrechen, Magensonde, villöses Adenom)
  - Postdiuretikagabe
  - zystische Fibrose
  - vermindertes effektives Blutvolumen (Herzinsuffizienz, Zirrhose mit Aszites, Verbrennungen)

respiratorische Alkalose
$pCO_2 < 435$ mmHg
$HCO_3 \leq 24$ mmol/l

- **Stimulation des intrathorakalen Rezeptors**
  - Pneumonie
  - Pneumothorax
  - Lungenembolie
  - Lungenfibrose
- **zentraler Stimulus**
  - psychogene Hyperventilation
  - Salicylatvergiftung
  - Leberinsuffizienz
  - Sepsis
  - Hirnstammläsion
  - Schwangerschaft/Progesteron
  - Enzephalitis
  - akute Höhenkrankheit
- **Stimulation des Chemorezeptors**
  - Hypoxie
  - Hypotension

Abb. J-10. Vorgehen bei Alkalose.

Spezielle Therapie

- CO_2-Rückatmung in Plastiktüte bei psychogen ausgelöster respiratorischer Alkalose
- Acetazolamid ($2 \times 1-2$ Tbl. Diamox®) als Therapieversuch bei metabolischer Alkalose mit Hypervolämie und zur Behandlung der Höhenkrankheit
- Zusatz von Elektrolytkonzentrat Salzsäure 7,25% Braun® zur Infusionslösung

---

Cave: Nur verdünnt nach Vorschrift verwenden!

J

K. Hereditäre und kongenitale Störungen

1. Fanconi-Syndrom 137
2. Hypophosphatämische Rachitis 138
3. Pseudohypoparathyreoidismus 139
4. Renal-tubuläre Azidose 140
5. Hyperkaliämische tubuläre Azidose 140
6. Zystennieren, Nierenzysten 141
7. Kongenitale Nierenanomalien 143

1. Fanconi-Syndrom

1.1 Vorbemerkung

Komplexe Störung der Funktionen des proximalen Tubulus. Je nach der zugrundeliegenden Erkrankung werden die folgenden Störungen der Einzelfunktionen des Tubulus in unterschiedlicher Ausprägung und unterschiedlicher Kombination beobachtet:

- Aminoazidurie (mehr als 6 mg/kgKG/d): klinisch bedeutungslos; keine Therapie
- Phosphaturie: Abnahme der Serum-Phosphatkonzentration bis ein neues Gleichgewicht eingestellt ist, danach normale Phosphatausscheidung im Urin; sekundär verminderte Konversion von 25-OH-Vitamin D zu 1,25-OH-Vitamin D; Hyperparathyreoidismus selten
- Azidose durch Bicarbonatverluste: nach Erreichen einer Serumkonzentration von 12 bis 18 mmol/l neues Gleichgewicht, Funktion des distalen Tubulus intakt, deshalb Säuerung des Urins bis pH 5,5
- Glukosurie: meist intermittierend: keine Therapie
- Natrium- und Kaliumverluste sekundär im Gefolge der Bicarbonatverluste
- Dehydratation durch osmotische Diurese
- Minderwuchs
- Urikosurie
- Proteinurie

Symptome

Etliche Erkrankungen sind mit einem Fanconi-Syndrom verbunden.

- Dystrophie
- Dehydratation
- Minderwuchs
- Osteomalazie oder Osteodystrophie
- Rachitis
- spezifische Symptome je nach zugrundeliegender Erkrankung

1.2 Allgemeine Richtlinien zur Substitutionstherapie

1.2.1 Alkali

Beginn mit 2–3 mmol/kgKG/d Alkali (z.B. Shohlsche Lösung: 140 g Citrat, 98 g Na-Citrat in 1 l gelöst); Steigerung bis über 10 mmol/kgKG/d, gleichmäßige Verteilung über den Tag in 4–6 Einzeldosen. Bei gleichzeitigem Na- oder K-Verlust z.B. Eisenbergsche Lösung (20 g Citrat, 30 g Na-Citrat, 33 g K-Citrat in 300 ml Lösung [Sirup]); 1 ml dieser Lösung entspricht 1 mmol Na und K.

1.2.2 Phosphat

1–4 g anorganisches Phosphat/d in möglichst 6 Einzeldosen über den gesamten Tag verteilt, z.B. in Form von Reducto® spezial (200 mg Phosphor je Dragee) oder Rp: 145 g $Na_2HPO_4 \cdot 7\ H_2O$ 18,2 g $NaH_2PO_4 \cdot H_2O$ in 1 l Sirup-Lösung (evtl. Austausch mit K-Salzen).

Cave: Hypokalzämie, sekundärer Hyperparathyreoidismus, Nephrokalzinose! Deshalb gleichzeitig Therapie mit Vitamin D.

1.3 Primäres Fanconi-Syndrom

Symptome
Im Vordergrund stehen Phosphaturie und tubuläre Azidose.

Therapie
Symptomatisch (s. Kap. K.1.2).

1.4 Fanconi-Syndrom bei exogener Intoxikation

Vergiftung mit Schwermetallen, Blei, Cadmium, Tetrazyklinen, Gentamycin, Cephalosporinen, Zytostatika, 6-Mercaptopurin, Toluol oder Dysproteinämien

Therapie
- symptomatisch
- Decortin® bei akuten tubulointerstitiellen Nephropathien

1.5 Lowe-Syndrom (okulozerebrorenales Syndrom)

X-chromosomal-rezessiv vererbte komplexe Störung ungeklärter Ursache.

Symptome
- angeborene Augenmißbildungen
- schwere geistige Retardierung
- Muskelhypotonie
- progressive Niereninsuffizienz
- Phosphaturie, Azidose, Proteinurie, intermittierende Glukosurie

Therapie
symptomatisch (s. Kap. K.1.2).

1.6 Zystinose (vor allem infantile nephropathische Form)

Lysosomale Speicherung von Cystein in fast allen Organen.

Symptome
- Nierensymptomatik vorherrschend, Entwicklung einer terminalen Niereninsuffizienz bis zum 10. Lebensjahr
- Fanconi-Syndrom stark ausgeprägt (Glukosurie, Polyurie und Polydipsie, Hypokaliämie im Vordergrund)

Therapie
- symptomatisch (s. u.)
- zusätzlich 25-OH-Vitamin D 10–25 µg/d, bei manifester Rachitis 0,10–0,50 µg 1,25-OH-Vitamin D (Rocaltrol®), evtl. zusätzlich Indometacin 1–3 mg/kg KG/d in 2 Einzeldosen

Spezifische Therapie
Cysteamin und Phosphocysteamin in ansteigender Dosierung von 10–50 mg/kgKG/d in 4 Einzeldosen.

1.7 Galaktosämie

Verminderte oder fehlende Aktivität des Enzyms Galaktose-1-phosphat-uridyltransferase.

Symptome
- Hypoglykämien
- Hepatosplenomegalie
- Leberzirrhose
- geistige Retardierung
- Irritabilität
- Cataracta
- Galaktosurie, Aminoazidurie

Diagnostik
Neugeborenenscreening, bei Verdacht Enzymmessung in Erythrozyten.

Therapie
Mit Aufkommen der Verdachtsdiagnose jede Milchzu-
fuhr stoppen, galaktosefreie Ernährung.

1.8 Fructose-Intoleranz

Reduktion des Enzyms Fructose-1-phosphat-Aldolase B
in Leber, Niere und Dünndarm auf weniger als 15%.

Symptome
- nach Zufuhr von Fructose, Sucrose oder Sorbit schwe-
  res Krankheitsbild mit akuter Leberschädigung, Hypoglykämie, Laktatazidose und Hypophosphatämie
- mäßige Ausprägung des Fanconi-Syndroms
- bei Erwachsenen Nephrokalzinose

Diagnostik
- Enzymmessung im Leberbiopsat
- evtl. Fructose-Toleranztest

Therapie
Konsequenter Ausschluß von Fructose aus der Nahrung.

1.9 Tyrosinämie

Beim Typ I der Tyrosinämie ist das Enzym Fumarylace-
toacetase stark vermindert oder nicht nachweisbar.

Symptome
- schwere infantile Form verläuft tödlich
- hepatorenales Syndrom bei der juvenilen Form, Aminoazidurie, Phosphaturie; Nieren, Leber und Milz
  deutlich vergrößert, Entwicklung von Hepatomen

Diagnostik
Succinylacetoacetat und Succinylaceton im Urin stark
erhöht.

Therapie
- Phenylalanin-, tyrosin- und methioninreduzierte Diät bis zur subnormalen Serumkonzentration dieser drei Aminosäuren
- umstritten Zusatztherapie mit N-Acetylcystein

1.10 Morbus Wilson

Autosomal-rezessive Störung der Kupferausscheidung (defektes Metallothionin?) mit nachfolgender Kupferintoxikation.

Symptome
- Manifestation ab dem 5. Lebensjahr, meist mit Hepatitis (Ikterus, Leberinsuffizienz), akuter hämolytischer Anämie
- Beteiligung des ZNS und der Niere nachfolgend

Diagnostik
- Coeruloplasminbestimmung
- Kupferausscheidung
- evtl. Inkorporation von radioaktivem Kupfer in Coeruloplasmin, Kupfergehalt im Lebergewebe

Therapie
- D-Penicillamin, ansteigende Dosierung von 250 mg/d bis 1000 mg/d

---

Cave: Vitamin-B_6-Ersatz, ca. 500 mg/d.

Bei frühzeitigem Therapiebeginn normale körperliche und geistige Entwicklung.

2. Hypophosphatämische Rachitis

X-chromosomal vererbte Störung der Phosphatresorption und Mangel an renaler Vitamin-D_1-Hydroxylase.

Symptome
- Manifestation ab 9. Lebensmonat
- Hyperphosphaturie
- Serum-Phosphat 0,3–0,8 mmol/l
- Serum-Kalzium meist niedrig normal, Parathormon normal, Anstieg unter Phosphatsubstitution

Therapie
- Phosphatsubstitution, initial 30–40 mg/kgKG/d, Erhaltung 1–4 g, aufgeteilt auf möglichst 6 Einzeldosen
- zusätzlich Calcitriol (Rocaltrol®), initial 10–20 ng/kgKG/d, Erhaltung bis ca. 60 ng/kgKG/d

> Cave: Nephrokalzinose! Deshalb regelmäßige Kontrolle von Serum-Kalzium, -Phosphat, Kalzium im Urin (nicht mehr als 6 mg/kgKG/d), Sonographie der Nieren.

3. Pseudohypoparathyreoidismus

Typ I: Endorganresistenz der Niere. Typ II: PTH führt nicht zur Phosphaturie und Hyperkalzämie, aber zum cAMP-Anstieg im Urin.

Symptome
- Minderwuchs
- rundes Gesicht
- Brachydaktylie
- gedrungener Körperbau
- weitere ossäre Anomalien
- hypokalzämische Tetanie

Therapie
Calcitriol initial 0,25 µg/d, nach Normalisierung des Serum-Kalziums Erhaltungsdosis ca. 15 ng/kgKG/d.

4. Renal-tubuläre Azidose

4.1 Typ I (distaler Tubulus)

Reduzierte H^+-Sekretion im distalen Tubulus, sekundäre Bicarbonat-, Na-, K-, Ca- und PO_4-Verluste.

Therapie
- erst Korrektur der Hypokaliämie!
- dann Azidoseausgleich: bei Kindern 3–15 mmol/kgKG/d Alkali in 4–6 Einzeldosen aufgeteilt, bei Erwachsenen 1–3 mmol/kgKG/d in Form von $NaHCO_3$ oder Na-Citrat (z.B. Shohlsche Lösung)

4.2 Typ II (proximaler Tubulus)

Reduzierte Bicarbonatresorption im proximalen Tubulus aufgrund verminderter Carboanhydraseproduktion.

Diagnostik
- Serum-Bicarbonat 12–18 mmol/l
- Urin-pH ca. 5,5 durch Ammoniumbildung und titrierbare Säuren des intakten distalen Tubulus
- Osteomalazie und Rachitis selten (nur durch verminderte Kalzium- und Vitamin-D-Einnahme?)

Therapie
Alkalisubstitution, individuelle Ermittlung der Dosis.

5. Hyperkaliämische tubuläre Azidose

Verminderte Natrium- und Wasserstoffausscheidung bei Aldosteronmangel, Hyporeninismus und Aldosteronresistenz (angeboren, tubulointerstitielle Erkrankungen).

Symptome
- unspezifisch

Therapie
- Fludrocortison 0,10–0,15 mg/d bei Aldosteronmangel
- sonst Normalisierung der Hyperkaliämie durch Diät
- evtl. Furosemid
- evtl. Alkalisubstitution

K

6. Zystennieren, Nierenzysten

6.1 Infantile Form der polyzystischen Nieren

Autosomal-rezessiv vererbte Erkrankung mit sehr unterschiedlichem Ausprägungsgrad, der mit dem Anteil der betroffenen Nephren korreliert. Nur die Sammelrohre sind zystisch erweitert (Typ Potter I). Häufig Mitbeteiligung der Leber.

Symptome
- neonatale Form: über 90% der Nephren betroffen, beide Nieren massiv vergrößert, intrauterin Oligohydramnion, Entwicklung der sog. Potter-Sequenz mit typischer Gesichtsdysmorphie
- adulte Form: Befall weniger Nephren, Niereninsuffizienz erst im Erwachsenenalter, Leberfibrose!

Therapie
Nicht möglich bei der neonatalen Form, Tod durch Lungenhypoplasie.

6.2 Adulte Form der polyzystischen Nieren (Typ Potter III)

Autosomal-dominanter Erbgang, zystische Erweiterung aller Nephronabschnitte.

Symptome
- Manifestation durch Hypertonie und Niereninsuffizienz in der 3.–5. Lebensdekade
- evtl. tastbarer Nierentumor, Bauchschmerzen, Hämaturie, Proteinurie
- bei 15% zerebrale Aneurysmen, Hirnblutungen
- bei 30% Leberbeteiligung in Form von einzelnen Zysten

Therapie
- symptomatisch

> Cave: Genetische Beratung. Diagnose schon im Kin-
> desalter möglich!

6.3 Multizystische Nierenerkrankungen (Typ Potter II und IV)

Sehr variabel ausgebildete Nierenmißbildung durch in-
trauterine Obstruktion des Harnflusses. Leichte Form:
kortikale Zysten, Nierenfunktion weitgehend erhalten.
Schwere Form: knorpelig-fibröse, teils zystische Dysplasie, keine Nierenfunktion.

Symptome
- unterschiedliche Grade der Niereninsuffizienz
- evtl. Potter-Gesicht

Therapie
- postnatal sofortige Entlastung durch suprapubische
  Harnableitung bzw. Nierenbeckenkatheter
- bei Niereninsuffizienz konservative Therapie
- bei terminaler Niereninsuffizienz heute auch im Säug-
  lingsalter eine Peritonealdialyse möglich

6.4 Markschwammniere

Ungeklärte, streng auf die Pyramiden begrenzte, zystische Erweiterung der Sammelrohre.

Symptome
- Steinbildung (ca. 50%)
- Makrohämaturie (ca. 15%)
- Harnwegsinfekte

Therapie
- symptomatisch

7. Kongenitale Nierenanomalien

7.1 Nephronophthise-Komplex

Multiple, sehr unterschiedlich große Divertikel im Bereich des distalen Tubulus. Ausgeprägte interstitielle Nephritis. Rasche Schrumpfung des Nierengewebes. Terminale Niereninsuffizienz meist in der Adoleszenz.

Symptome
- progrediente Niereninsuffizienz
- meist ausgeprägte Polyurie und Salzverluste

Therapie
- ausreichende Flüssigkeitsaufnahme bei Polyurie und individuelle Elektrolytsubstitution bei variablen Salzverlusten
- konservative Behandlung der Niereninsuffizienz

7.2 Diabetes insipidus renalis

Wahrscheinlich X-chromosomal-vererbte Resistenz gegenüber dem antidiuretischen Hormon Arginin-Vasopressin. Ausprägung bei Jungen meist vollkommen, bei Mädchen partiell.

Symptome
Beim Neugeborenen unspezifische Symptome wie Gedeihstörung, Irritabilität, Erbrechen, später Gewichtsabnahme, hypertone Dehydratation bis hin zum Koma.

Diagnostik
Nach Rehydratation Nachweis der Vasopressinresistenz des Sammelrohrs mit Hilfe des DDAVP-Tests (Minirin®).

Therapie
- Vermeidung der schweren hypernatriämischen Dehydratationen mit nachfolgender Hirnschädigung durch kontinuierliche Wasserzufuhr tags und nachts über eine Magensonde

- Nahrung mit einer geringen Molenlast wählen, am besten Muttermilch, Natriumzufuhr auf 1 mmol/kgKG/d einschränken
- medikamentös: Versuch einer Einschränkung der GFR durch Induktion einer Hypovolämie mit Hydrochlorothiazid, Dosis bis 3 mg/kgKG/d, Kaliumsubstitution; evtl. Kombination mit Indometacin (Amuno®) 2–3 mg/kgKG/d

7.3 Pseudohypoaldosteronismus

Resistenz des tubulären Rezeptors für Mineralokortikoide.

Symptome
Schwere renale Salzverluste nach den ersten Lebenstagen. Im Verlauf der ersten Lebensjahre gehen die Salzverluste zurück, Erwachsene können asymptomatisch sein.

Diagnostik
- hohe Plasma-Reninaktivität
- hohe Plasma-Aldosteronkonzentrationen und Aldosteronausscheidung
- evtl. Aldosteronrezeptormessung an Lymphozyten

Therapie
Hohe orale, initial evtl. auch parenterale Natriumsubstitution bis zu 15 mmol/kgKG/d.

7.4 Bartter-Syndrom

Komplexe, autosomal-rezessiv vererbte Tubulusstörung.

Symptome
Unspezifische Symptome wie Gedeihstörung, Durchfälle, Erbrechen, ausgeprägte Aktivierung des Renin-Angiotensin-Systems, Hypokaliämie, Alkalose, Hyposthenurie.

Therapie
- Elektrolytsubstitution
- Indometacin (s. Kap. K.7.2).

L. Harnwegsinfekte

1. Zystitis und Urethritis 145
2. Pyelonephritis 147
3. Urotuberkulose 148
4. Pilzinfektion der ableitenden Harnwege 149
5. Harnwegsinfekte im Kindesalter 149

Meist bakterielle Entzündung der ableitenden Harnwege.

> Cave: Antibiotikadosis an die Nierenfunktion anpassen!

Die hier angegebenen Dosierungen gelten für erwachsene Patienten mit normaler Nierenfunktion. Bei verminderter Nierenfunktion Dosisreduktion s. Kap. P.4.

1. Zystitis und Urethritis

1.1 Ohne Fieber bei ansonsten gesunden Frauen mit unauffälliger Anamnese

Symptome
- Pollakisurie
- Unterbauchschmerzen

Diagnostik
Urin: Leukozyten, Erythrozyten, Bakterien (≥ 100000/ml).

Therapie
- bei Leukozyturie und Bakteriurie einmalige Gabe einer Tagesdosis (Amoxicillin [z.B. Amblosin®] 3 g, Sulfamethoxazol-Trimethoprim [z.B. Bactrim®] 320 bzw. 1600 mg, Ofloxacin [z.B. Tarivid®] 400 mg, Doxycyclin [z.B. Vibramycin®] 200 mg) abends
- Ausnahme: immunsupprimierte Patienten, Patienten mit Blasenkatheter (s. Kap. L.1.2)

1.2 Rezidiv bei Frauen, Erstinfektion bei Männern, immuninkompetenten Patienten und Patienten mit einem Blasenkatheter

Symptome
- Pollakisurie
- Leukozyturie
- Bakteriurie
- evtl. Hämaturie, Fieber, reduzierter Allgemeinzustand

Diagnostik
- Urin: Leukozyten, Erythrozyten, Bakterien im Mittelstrahlurin oder suprapubisch entnommenen Urin
- falls kein Nachweis von Bakterien, Chlamydieninfektion und Tuberkulose ausschließen
- Sonographie

Therapie
- entsprechend dem Antibiogramm einer bakteriologischen Untersuchung des Urins für 7–14 Tage
- bei Chlamydieninfektion Doxycyclin (z.B. Vibramycin® 200 mg/d) für Patientin und Sexualpartner

1.3 Ohne Besserung oder mehrere Rezidive

Symptome
Gleiche Symptomatik wie oben, die nur kurz unter Behandlung gebessert wird, nach Absetzen der Therapie aber wieder einsetzt.

Diagnostik
- i.v.-Urogramm.

Therapie
- wenn möglich und nötig, urologische Sanierung
- falls nicht, Wiederholung der gezielten Antibiotikatherapie

1.4 Nachweislich chronische, trotz gezielter antibiotischer Behandlung immer wieder rezidivierende Infektion

Diagnostik
Urologische Untersuchung mit Zystoskopie.

Therapie
- Dauertherapie (halbe Tagesdosis des nachweislich wirksamen Antibiotikums) abends; nach 6 Monaten absetzen und Kontrolle, bei erneuter Beschwerdesymptomatik früher kontrollieren
- falls medikamentös nicht zu beheben, operative Sanierung mit Urologen abklären

2. Pyelonephritis

2.1 Akute Pyelonephritis

Symptome
Akutes Krankheitsbild mit
- Fieber
- Leukozytose
- meist einseitigen Flankenschmerzen, klopfschmerzhaftem Nierenlager
- Leukozyturie

Diagnostik
- sonographischer Ausschluß eines Aufstaus in den ableitenden Harnwegen
- Ansetzen einer Urinkultur (Mittelstrahlurin)
- im Intervall i.v.-Urogramm

Therapie
- sofortiger Beginn der antibiotischen Therapie mit der i.v.-Gabe von Ampicillin (z.B. Amblosin® 3×5 g) und Gentamicin (z.B. Refobacin® 3×80 mg/d)
- nach Abklingen der akuten Symptomatik perorale Gabe von Amoxicillin (z.B. Amblosin® 2×1 g/d) oder Sulfamethoxazol-Trimethoprim (z.B. Bactrim® forte

2×1 Tbl./d) oder einem Gyrasehemmer (z.B. Tarivid®
2×1 Tbl./d); nach Erhalt des mikrobiologischen Er-
gebnisses evtl. Anpassung der Therapie

2.2 Chronische Pyelonephritis

Symptome
- rezidivierende Schübe einer akuten Pyelonephritis mit
  Schädigung der Niere (nur möglich bei akut oder vor-
  mals bestehendem vesikoureteralem Reflux)
- Einschränkung der Nierenfunktion
- Verlust der Urinkonzentration

Diagnostik
- Sonographie
- i.v.-Pyelographie
- Urinsediment
- Urinbakteriologie

Therapie
- falls urologisch keine Sanierung möglich, Dauertherapie (s. Kap. L.1.4)
- bei Einschränkung der Nierenfunktion Dosisanpassung (s. Kap. P.4.); falls möglich, Blutspiegelkon-
  trollen
- bei arterieller Hypertonie s. Kap. D.1.

3. Urotuberkulose

Symptome
Unspezifische Beschwerden wie chronische Pyelonephritis oder völlig blande.

Diagnostik
- Urinstatus, „sterile Leukozyturie", Anreicherung im
  Urin, Urinkultur
- Sonographie
- i.v.-Urographie
- evtl. Computertomographie

Therapie
Isoniazid (z.B. Isozid® 5 mg/kgKG), Rifampicin (z.B.
Rifa® 10 mg/kgKG) und Pyrazinamid (z.B. Pyrafat®
35 mg/kgKG) für 12 Monate.

4. Pilzinfektion der ableitenden Harnwege

Oft immuninkompetente Patienten, Diabetiker, Dauer-
katheterträger.

Symptome
Zeichen der Harnwegsinfektion (s. Kap. L.1.).

Diagnostik
- Urinstatus, Urinkultur
- Sonographie
- evtl. i.v.-Urogramm und urologische Untersuchung

Therapie
Bei Verdacht auf systemische Infektion Amphotericin B
i.v. oder nach Antibiogramm.

5. Harnwegsinfekte im Kindesalter

Symptome
- beim Säugling und Kleinkind meist unspezifisch;
  überwiegend gastrointestinale Symptome, unklare
  Fieberperioden
- beim größeren Kind Dysurie, Pollakisurie und sekun-
  däres Einnässen

Diagnostik

Cave: Durch Verunreinigungen bei der Uringewin-
nung sehr erschwert. Deshalb strenge Kriterien für die
Sicherung der Diagnose Harnwegsinfekt: Bakterien-
monokultur, Keimzahl größer 10^5/ml. Alle anderen
Kriterien sind unsicher!

- Höhendiagnostik: Pyelonephritis versus Zystitis/Urethritis durch Bestimmung von BSG, CRP, Leukozyten, Differentialblutbild sowie Fieber (über 38,5 °C), Nierenlagerklopfschmerz

---

Cave: Bei jedem 1. Harnwegsinfekt ausführliche sonographische Diagnostik!

- Indikation für weitere Diagnostik abhängig von Risikofaktoren: Alter, Pyelonephritis oder Zystitis/Urethritis, pathologischem Befund bei Sonographie, auffällige Miktion usw.

Therapie
- antibiotische Therapie bei Pyelonephritis 10–14 Tage, bei Zystitis/Urethritis 5–7 Tage; Substanzen und Dosierung s. Tab. L-1

Tabelle L-1. Antibiotische Therapie von Harnwegsinfekten im Kindesalter.

Substanz	Dosierung (mg/kgKG)	Wertigkeit
Trimethoprim/ Sulfamethoxazol	2–5/10–50	1. Wahl
Tetroxoprim/ Sulfadiazin	1,5–5/4–10	1. Wahl
Amoxicillin	50–100	2. Wahl (1. Wahl bei Säuglingen bis 6 Monate)
Amoxicillin/ Clavulansäure	50–100/12,5–25	1. Wahl nach Antibiogramm
Cephalexin	20–60	1. Wahl
Cephaclor	20–60	1. Wahl
Cefixim	6–12	1. Wahl
Nitrofurantoin	5	2. Wahl (nur bei normaler Nierenfunktion)

- Indikationen zur Durchführung einer Reinfektionsprophylaxe:
  - hochgradiger vesikoureteraler Reflux
  - häufige Harnwegsinfekte mit starken Beschwerden
  - neurogene Blasenentleerungsstörungen
  - nicht behobene Obstruktionen
  - 3–6 Monate nach urologischen Operationen

M. Obstruktive Nierenerkrankungen

1. Diagnostik 153
2. Therapie 153

Harnwegsobstruktion – Hydronephrose.
Ein Aufstau des Urins in den ableitenden Harnwegen ist in allen Fällen ein Grund, der Ursache nachzugehen und diese baldmöglichst zu beseitigen.

1. Diagnostik
Überblick s. Abb. M-1.

2. Therapie
- abgesehen von dem akuten Harnverhalt, der mit einem transurethralen oder suprapubischen Blasenkatheter vorläufig beseitigt werden kann, ist die weitere Diagnostik und Therapie in die Hände eines erfahrenen Urologen zu legen
- ein sofortiges Eingreifen ist notwendig, wenn ein Harnaufstau einhergeht mit Fieber. In diesen Fällen ist eine Ableitung transkutan oder transvesikal zwingend, da der Patient von einer Urosepsis bedroht ist, die eine hohe Letalität aufweist

M

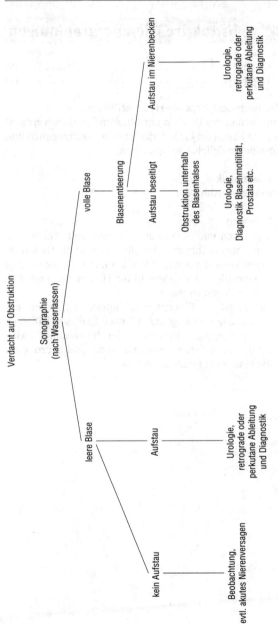

Abb. M-1. Vorgehen bei Verdacht auf Obstruktion.

N. Nephrolithiasis

1. Ursachen 155
2. Symptome 156
3. Diagnostik 157
4. Therapie 158

Steinbildung in den Hohlsystemen der Niere und der ableitenden Harnwege, die etwa 5–7% der erwachsenen Bevölkerung in der Bundesrepublik Deutschland betrifft. Sie können einzeln oder in der Mehrzahl auftreten. Bleiben sie im Nierenbecken liegen, dann können sie zu einem Ausgußstein anwachsen, der das ganze Nierenbecken ausfüllt. Abgänge über den Ureter sind möglich.

Die jeweiligen Steine werden mit ihrem chemischen (entsprechend ihrer Zusammensetzung) oder mit ihrem mineralogischen Namen bezeichnet.

Häufigkeit der Steine:

Kalziumsteine	70–80%
Struvitsteine	7–20%
Harnsäuresteine	5–15%
Cystinsteine	0,8– 2%
Xanthinsteine und andere	< 0,5%

1. Ursachen

- Kalziumsteine: Meist verursacht durch Hyperkalzurie (idiopathische Hyperkalzurie, primärer Hyperparathyreoidismus, renal-tubuläre Azidose, Sarkoidose, Cushing-Syndrom, Immobilisierung, Kalzium-Alkali-Exzeß, Hyperthyreoidismus, M. Paget; s. Tab. N-1), Hyperurikosurie (exzessive Aufnahme von Purinen in Form von Fleisch, Fisch und Geflügel) oder Hyperoxalurie (intestinale Erkrankungen [M. Crohn, Malabsorption], Ileumresektion, jejuno-ilealer Bypass, Vitamin-C-Exzeß, primäre Hyperoxalurie, diätetischer Oxalatexzeß)
- Harnsäuresteine: Urin meist schwach sauer, mit Dissoziationskonstante von pKa 5,35. Niedriger Urin-pH begünstigt die Bildung von Harnsäuresteinen. Prädis-

Tabelle N-1. Differentialdiagnose der Hyperkalzurie.

Ursache	Serum-kalzium	andere Serumwerte	Steintyp
idiopathische Hyperkalzurie	normal	normal	Kalziumoxalat und/oder Kalziumphosphat
primärer Hyper-parathyreoidismus	hoch	Hypophosphat-ämie, hyperchlor-ämische Azidose	Kalziumoxalat und/oder Kalziumphosphat
renal-tubuläre Azidose	normal	hyperchlor-ämische Azidose	Kalziumphosphat

ponierend hierfür sind ein heißes Klima, geringe Flüssigkeitsaufnahme, intestinale Erkrankungen, Patienten mit Ileo- oder Kolostomie, Lesch-Nyhan-Syndrom.

- Cystinsteine: Hereditärer Defekt des Aminosäurentransports durch die „Brush border"-Membranen der proximalen Tubuli, der Cystin, Arginin, Ornithin, Citrullin umfaßt. Urin-pH von > 7,4 nötig
- Struvitsteine: Möglich nur bei Urin-pH-Werten > 8,0. Meist nur im Rahmen einer Harnwegsinfektion durch Ureasebildner (z.B. Proteus, Klebsiellen, Pseudomonaden, Staphylococcus albus etc.)

Steinbildung ist abhängig von: Konzentration des Harns, Ernährungsgewohnheiten (proteinreiche Kost), Stoffwechselstörungen (Zystinurie, Glyzinurie, Hyperoxalurie, Gicht, Hyperparathyreoidismus, Milch-Alkali-Syndrom, Vitamin-D-Überdosierung), Knochenerkrankung, Harntraktinfektionen

2. Symptome

- können fehlen bei nicht-obstruierenden Steinen im Nierenbecken oder in Nierenkelchen
- gelegentlich vage Leib- und Lendenschmerzen

- kommen Steine in den Ureter, kann dies zu heftigsten Beschwerden und Koliken führen: Flankenschmerzen mit Ausstrahlung entlang der Ureteren zu den Genitalien und Oberschenkelinnenseite, Übelkeit, Erbrechen, Bauchschmerzen, Subileussymptomatik, Dysurie, Harndrang, häufiges Wasserlassen (Irritation des Trigonums der Blase)

3. Diagnostik

- Urinuntersuchungen:
  - Sediment und mikrobiologische Untersuchungen, Leukozyturie als Hinweis auf Harnwegsinfektion
  - Mikro- oder Makrohämaturie (Abklärung s. Kap. B.1.), keine Erythrozytenzylinder
  - Kristalle (Cystinkristalle)
  - pH des Urins (pH > 8 Struvitsteine bei ureasespaltenden Bakterien)
  - Suchtest mit Urozyst®
  - Sammelurin zum Nachweis der Ausscheidung von Kalzium, Harnsäure, Oxalsäure, Cystin (obere Normwerte s. Tab. N-2). Untersuchung unter normalen Lebensgewohnheiten! Zur Harnsäurebestimmung in den Sammelbecher 10 ml 0,5%ige NaOH vorlegen
  - Bestimmung des Quotienten aus Kalzium/Kreatinin im Morgenurin
  - Steinanalyse (röntgendiffraktiometrisch, Polarisationsmikroskopie, Infrarotspektroskopie)

Tabelle N-2. Normobergrenzen der ausgeschiedenen Substanzen.

Substanz	mg/24 h		mg/kgKG/24 h
	Männer	Frauen	
Kalzium	300	250	4
Harnsäure	800	750	–
Oxalate	50	50	0,73
Cystin	–	–	–

- Blutuntersuchungen: Bestimmung von Kreatinin, Kalzium, Phosphat, Harnsäure, Gesamteiweiß, Eiweißelektrophorese, alkalische Phosphatase, evtl. Parathormon
- Röntgen der Nieren und Harnwege (Leer- und Schichtaufnahmen): Nahezu alle Steine sind „röntgendicht" (Ausnahme: reine Harnsäure-, Xanthin- und Cystinsteine).
- Abdomensonographie: Hinweise für Harnaufstau, Hydronephrose

4. Therapie

4.1 Symptomatische Therapie

S. Kap. A.4.

4.2 Allgemeinmaßnahmen zur Verhinderung der Steinbildung

- Verhinderung der Harnübersättigung durch Diät
- viel trinken
- körperliche Bewegung

4.3 Spezifische Therapie

Abhängig von der Zusammensetzung der Steine!

4.3.1 Kalziumsteine

- Behandlung des primären Hyperparathyreoidismus
- Behandlung der renal-tubulären Azidose
- Behandlung der idiopathischen Hyperkalzurie:
  - Thiazide: wirksam bei allen Formen der idiopathischen Hyperkalzurie; Trichlormethiazid 2 mg 2×tgl., oder Hydrochlorothiazid 25–100 mg, dabei Reduktion der Kochsalzzufuhr auf 3–5 g/d; Kontrolle der Kalziumausscheidung nach 8 Wochen und Bestimmung des Serum-Kalziums und Kaliums

- kalziumarme Diät: 500 mg/d; erfolgreich, wenn die renale Kalziumausscheidung fällt. Anstelle der Gabe von Thiaziden besonders geeignet für Patienten, die nur ein Steinereignis haben
- Behandlung der Hyperurikosurie:
  - Reduktion der Purinaufnahme (Fleisch, Fisch, Geflügel, Innereien, Erbsen)
  - Allopurinol, Dosierung anhand der Harnsäureausscheidung festlegen; insgesamt zunächst für zwei Jahre
- Behandlung der Hyperoxalurie:
  - Vermeidung einer exzessiven Zufuhr von Oxalaten durch Nahrungs- und Genußmittel (Tab. N-3), insbesondere auch von Vitamin-C-Präparaten
  - Cholestyramin
  - Kalzium p.o.

Tabelle N-3. Nahrungs- und Genußmittel mit hohen Anteilen an Oxalaten (0,1% Oxalate pro Gewicht).

Nüsse
getrocknete Feigen
Rhabarber
Spinat
Schokolade
schwarzer Tee
Kakao
Mandeln
Zitrusfrüchte

4.3.2 Harnsäuresteine

- Restriktion purinreicher Nahrungsmittel
- Alkalisierung des Urins auf pH-Werte zwischen 6,0 und 6,5; Gabe von Natriumbicarbonattabletten 0,5 mEq Base/kgKG in vier Einzeldosen über den Tag, Kontrolle des Urin-pH mittels Teststreifen
- Allopurinol, Dosierung entsprechend der Diurese (100, 300, 600 mg/d)

> Cave: Harnsäuresteine lösen sich unter der Medikation mit Allopurinol und gleichzeitiger Alkalisierung des Harns.

4.3.3 Cystinsteine

- viel trinken, z.B. mindestens 3 l/d
- Alkalisierung des Harns nützt meist nicht viel, weil die Löslichkeit des Cystins erst oberhalb eines pH von 7,4 auftritt
- Medikamente (D-Penicillamin 750–1800 mg/d, α-Mercaptopropionglycin 600–1200 mg/d) erst, wenn Flüssigkeitszufuhr und Alkalisierung des Harns nicht ausreichend

4.3.4 Struvitsteine

- urologische Sanierung notwendig! Vor allem bei dauernder Obstruktion von Ureter, Nierenbecken, nicht beherrschbaren Schmerzen, Harnwegsinfektionen oder klinisch relevanten Blutungen; Stoßwellenlithotripsie, Litholapaxie, operative Maßnahmen
- Medikamente bei persistierender Infektion s. Kap. L.1.

O. Nierentumoren

1. Benigne Nierentumoren 161
2. Maligne Nierentumoren 161

Es handelt sich um mesenchymale, epitheliale und Mischgeschwülste. Sie sind benigne oder maligne und gehen vom Nierenparenchym, Nierenbecken oder der Nierenkapsel aus.

1. Benigne Nierentumoren

- Nierenadenome (meist symptomlos, Vorkommen meist bei älteren Patienten)
- Bindegewebstumoren: Fibrome, Lipome, Myome (neigen zur malignen Entartung), Hämangiome (können häufig bluten, Hämaturie), Angiomyolipome (Hamartom; massive retroperitoneale Blutung möglich)
- Nierenkapseltumoren

Diagnostik
- körperliche Untersuchung
- Blutbild
- Nierensonographie
- evtl. Computertomographie

Differentialdiagnose
- Zysten
- maligne Tumoren

Therapie
Operative Entfernung anstreben bei Myom, Hämangiom und Angiomyolipom.

2. Maligne Nierentumoren

Häufigkeit 2% aller Malignome im Erwachsenenalter, im Kindesalter sogar 20%.
- Nierenzellkarzinom
- Nephroblastom (Wilms-Tumor)

- seltene Formen: Fibrosarkom, Myosarkom, Liposarkom, Angioendotheliom
- Metastasen von: Lymphom, Leukämien, M. Hodgkin, Myelom, Retikulosarkom, Bronchialkarzinom, Mammakarzinom, Magenkarzinom

Metastasen befallen häufig beide Nieren.

2.1 Nierenzellkarzinom

Bösartiger Nierentumor, der etwa 70–80% aller malignen Nierentumoren ausmacht, mit einem Altersgipfel zwischen dem 40. und 60. Lebensjahr. Männer doppelt so häufig wie Frauen betroffen.
- Metastasierung:
  - häufig: regionale Lymphknoten, V. cava inferior, V. renalis, Skelett, Lunge, supraklavikuläre Lymphknoten
  - seltener: kontralaterale Niere, Peritoneum, Ureter, linke V. testicularis, Nebenniere, Milz, Herz, Schilddrüse, Gehirn, Haut

Symptome
Frühsymptome eher spärlich bzw. fehlend. Seit Einführung der Sonographie ist der Nierentumor häufig Zufallsbefund.
- Hämaturie (46–62%)
- Lendenschmerzen (24–50%)
- palpabler Tumor (30–45%)
- Gewichtsverlust (28%)
- Fieber (7–16%)
- Varikozele (1–2%)
- bei paraneoplastischen Syndromen:
  - systemisch: intermittierendes Fieber
  - hämatologisch: Anämie, Erythrozytose
  - gastrointestinal: Leberdysfunktion
  - endokrinologisch: Hyperkalzämie, Cushing-Syndrom, Galaktorrhö, Hypertonie

Diagnostik
- folgt im wesentlichen der Abklärung einer schmerzlosen Hämaturie (→ B.1.)
- Urinuntersuchungen:

- – Makro-/Mikrohämaturie
- – Sediment
- – Zytologie
- – Proteinurie ausschließen
- Abdomensonographie:
  - – führt in 95% zur Diagnose
  - – Differenzierung von Zysten und soliden Tumoren
  - – Kriterien: unregelmäßige Konturüberschreitung der Nieren; Binnenechos echoreich, echoarm oder beides; kein Echoplusphänomen distal der Raumforderung; Deformierung des zentralen Reflexbandes
- Computertomographie:
  - – nach sonographischem Verdacht auf Nierentumor
  - – Durchführung meist mit Kontrastmittel
  - – Ausbreitung des Tumors verifiziert
  - – Beurteilung der abdominellen und pararenalen Lymphknoten
  - – Gefäßbeteiligung? Insbesondere liegt ein Tumorwachstum in der V. renalis vor?
- Angiographie:
  - – früher der „goldene Standard"
  - – Beurteilung der Vaskularisation (22% der Tumoren nur geringe bzw. keine Gefäßzeichnung)
- Skelettszintigramm, Röntgen-Thorax in zwei Ebenen, Computertomographie des Schädels zur Metastasensuche

Die Stadieneinteilung erfolgt nach einer Graduierung von I–IV oder nach dem TNM-Schema.

Therapie

Das Vorgehen ist abhängig vom Stadium der Tumorerkrankung. Da insbesondere die Chemotherapie (Mono- und Polychemotherapie) und die Behandlung mit Zytokinen (Interferone) im Fluß sind, wird hier keine detaillierte Angabe zu den Maßnahmen gemacht. Die jeweilig gängige Therapie sollte mit einem Tumorzentrum besprochen werden.

- chirurgische Maßnahmen:
  - – radikale Tumornephrektomie
  - – palliative Maßnahmen
- Strahlentherapie:
- Hormontherapie, auch in Kombination mit Zytostatika (Progesterone, Testosterone, Antiöstrogene)

- Chemotherapie:
  - Monotherapie (Cyclophosphamid, Chlorambucil, Mitomycin C, Adriamycin, Methotrexat, Vinblastin)
  - Polychemotherapie
- Immuntherapie:
  - unterschiedliche Interferone, derzeit in Erprobung
  - spezifisch präparierte autologe Zellen
  - Interleukin-2 und α-Interferon (nicht gesichert)

2.2 Nierenbecken- und Harnleitertumoren

Etwa 8% aller Nierentumoren sind epitheliale Neoplasien des Nierenbeckenkelchsystems. Häufig Übergangsepithelpapillome (papillomatös, solitär oder multipel, unilateral, selten auch bilateral) oder Übergangsepithelkarzinome. Plattenepithel- und Adenokarzinome sind eher selten. Plattenepithelkarzinome metastasieren frühzeitig.

- Metastasen:
  - regionale und ferner liegende Lymphknoten
  - hämatogen in Lunge, Leber und Skelett

Symptome
- im Frühstadium gering bei Kelch-, Nierenbeckentumoren
- bei Harnleitertumoren nicht selten Nierenkolik!
- Mikro- oder Makrohämaturie häufig

Diagnostik
- Hämaturie (s. Kap. B.1.)
- bei Verdacht auf Tumor im Bereich des Nierenbeckens oder des Harnleiters i.-v.-Pyelogramm zwingend notwendig
- falls bei der i.v.-Pyelographie Nierenbeckenkelchsystem nicht vollständig darstellbar, retrograde Pyelographie
- Zytologie
- Anamnese: Analgetikaabusus

Therapie
- frühzeitige Radikaloperation, sofern keine Metastasen
- auch hier ist die Kontaktaufnahme mit einem Tumorzentrum zu empfehlen

2.3 Nephroblastom (Wilms-Tumor)

Hochmaligner, embryonaler Mischgewebstumor (Adenomyosarkom).

Symptome
- meist nur großer abdomineller Tumor
- gelegentlich Bauchschmerzen, Erbrechen
- bei ca. 10% Makrohämaturie
- bei 15% weitere Fehlbildungen

Diagnostik
- Sonographie
- CT
- intraoperative Palpation der kontralateralen Niere, da bei 5% doppelseitiger Tumor

Therapie
- Stadium I (intrarenal, komplett resezierbar):
  - Operation
  - kurze Zytostatikabehandlung
- Stadium II (intrarenal und extrakapsulär, komplett resezierbar):
  - Operation
  - anschließend Zytostatika und Bestrahlung
- Stadium III (intraabdominelle Aussaat vor oder unter der Operation): wie Stadium II
- Stadium IV (Metastasierung, meist intrapulmonal):
  - Zytostatika
  - Radiatio
  - Operation
- bei großen Tumoren und schlechter Abgrenzbarkeit von Nachbarorganen zuerst die zytostatische Behandlung
- Zytostatika: Actinomycin D, Vincristin, Adriamycin, Cyclophosphamid (je nach histologischem Typ)

P. Chronische Niereninsuffizienz

1. Stadieneinteilung 167
2. Symptome bei Urämie 168
3. Therapie der Symptome im Rahmen der
   Niereninsuffizienz 168
4. Pharmaka bei Niereninsuffizienz 177
5. Betreuung des Patienten im Stadium der dekompensierten
   Niereninsuffizienz 238
6. Indikationen zur Einleitung einer Hämodialysebehandlung 239
7. Therapie der Niereninsuffizienz im Kindesalter 240

Endstadium zahlreicher Nierenerkrankungen als Folge einer dauernden Verminderung der glomerulären, tubulären und endokrinen Funktionen beider Nieren. Dies führt zu

- gestörter Exkretion von Stoffwechselabbauprodukten
- gestörter Ausscheidung von Elektrolyten und Wasser
- gestörter Sekretion von Hormonen (z.B. Erythropoetin, Renin, Prostaglandine, aktive Form des Vitamin D)

1. Stadieneinteilung

- Grad 1: volle Kompensation:
  - Glomerulumfiltrat (endogene Kreatininclearance) eingeschränkt
  - Serum-Kreatinin noch normal
  - noch keine Retention
- Grad 2: kompensierte Retention:
  - Serum-Kreatinin immer erhöht ($> 1,5 < 8$ mg/dl)
  - Harnstoff erhöht ($50-150$ mg/dl)
  - evtl. geringe klinische Symptome der Niereninsuffizienz
- Grad 3: dekompensierte Retention:
  - Serum-Kreatinin $> 8 < 15$ mg/dl
  - Harnstoff $> 150 < 300$ mg/dl
  - deutliche klinische Zeichen der Niereninsuffizienz, gelegentlich durch konservative Maßnahmen beherrschbar, meist aber Dialyse notwendig
- Grad 4: Urämie:
  - Serum-Kreatinin > 15 mg/dl

- Harnstoff < 300 mg/dl
- konservative Maßnahmen erfolglos
- chronische Hämodialysebehandlung, Hämofiltration, evtl. Transplantation

2. Symptome bei Urämie

- allgemein: Foetor uraemicus, Schwäche, Gewichtsverlust
- Haut: Pruritus, Purpura, graugelbliche Blässe, Café-au-lait-Farbe (Anämie + Urochrome)
- ZNS: Verlangsamung, Apathie, Koma, Kopfschmerzen, Konzentrationsschwäche, Verwirrtheit, motorische Unruhe, tonisch-klonische Krämpfe (Hirnödem), Depressionen
- peripheres Nervensystem: Polyneuropathie, Hyperreflexie, verlängerte Nervenleitgeschwindigkeit, „Restless legs", Wadenkrämpfe
- Blut: Anämie, Thrombopenie, Hämorrhagie, Leukozytose
- Lunge: Lungenödem, „fluid-lung", Pneumonie, Pleuritis, Kussmaulsche Atmung
- Herz: Perikarditis, Hypertonie, Rhythmusstörungen
- Gastrointestinaltrakt: Gastritis mit Erbrechen, Diarrhö, Exsikkose, intestinale Blutungen, Anorexie, Nausea, Stomatitis, Pharyngitis, Enterokolitis
- Muskulatur: Schwäche, Fibrillieren
- Knochen: Knochenschmerzen, Pseudogicht

3. Therapie der Symptome im Rahmen der Niereninsuffizienz

3.1 Störungen im Wasserhaushalt

Therapie
- konservative Therapie
  - max. Diurese ca. 2 l/d, Furosemid (z.B. Lasix® 0,5–1,0 g/d)
- Einfuhr: Urinvolumen + 500 bis 1000 ml
  - Patienten täglich wiegen und bilanzieren
- Hämodialyse

3.2 Hyperkaliämie

Im EKG häufig spitzes T, ST-Senkung, kleine R-Amplitude, erniedrigte oder fehlende p-Wellen, verlängerte PR-Dauer, QRS-Komplex verbreitert mit verlängertem QT-Intervall.

Therapie

> Cave: Patienten sind meist gut adaptiert. Behandlung erst einleiten, wenn der Serum-Kaliumwert > 7 mmol/l liegt.

- konservative Therapie:
  - Kalziumsalz, z.B. GPS®-Pulver 3–4×tägl. p.o. 1 Beutel (45–60 g) oder rektal 3–6 Beutel (45–90 g Pulver), max. 10 Beutel (150 g) in 200 ml körperwarmem Wasser oder 10%iger wäßriger Glukoselösung als Retentionseinlauf (bei Neigung zu Obstipation in 70%iger Sorbitlösung)

> Cave: Herzglykoside! Späte Hypokaliämie möglich, weil Austauscherharz auch noch 4–5 Tage nach Verabreichung wirksam sein kann.

  - alternativ: Austauscherharz Resonium A® (1 g Resonium A® bindet etwa 1 mmol Kalium), oral: 20–50 g Resonium A® in 100–200 ml Sorbit 20%, Wiederholung alle 3–4 h, aber max. 3×tägl. bis Serum-Kalium im Normbereich oder rektal: 50 g Resonium A® in 200 ml Sorbit 20% als Einlauf mit einer Verweildauer von mindestens 30–60 min, falls nötig, stündlich wiederholen
  - Glukose-Insulin-Infusion: z.B. 300 ml Glukose 20% + 16 E Normal-Insulin (Human), Infusionsdauer: 30–60 min
  - Glukose-Bicarbonat-Infusion: z.B. 1 l Glukose 10% + 90 mmol Natriumbicarbonat, dazu 24 E Normal-Insulin (Human) s.c. (bei Beginn der Infusion), Infusionsdauer: $1/3$ der Infusion innerhalb von 30 min, der Rest über 2–3 h i.v.

- im akuten Notfall:
  - Kalziumgabe, z. B. 5–10 ml 10%iges Kalziumgluko-nat i.v., Injektionsdauer: 2 min unter EKG-Kontrolle

---

Cave: Keine Kalziumgabe beim digitalisierten Patien-ten!

  - alternativ: Gabe von Natriumbicarbonat, 45 mmol i.v., Injektionsdauer: 5 min unter EKG-Kontrolle, evtl. Wiederholung nach 5–10 min, falls EKG-Ver-änderungen persistieren
- Hämodialysebehandlung

3.3 Kardiale Komplikationen

Volumenbelastung (Anämie, Shunt, Hypervolämie) und Druckbelastung (arterielle Hypertonie) führen zur Herz-insuffizienz.

Therapie
- Volumenentzug
- Digitalisierung
- Hypertonie behandeln

Cave: Die urämische Perikarditis ist eine absolute Dialyseindikation!

3.4 Anämie

Folge der toxischen Knochenmarkschädigung, des Ery-thropoetinmangels und des Hyperparathyreoidismus. Bei der Dialyse nur geringer Blutverlust (3–5 ml/Behandlung).

Therapie
- orale Eisensubstitution (wenn Ferritin niedrig, z.B. Lösferron® 1 Brausetabl./d)
- i.v.- oder s.c.-Gabe von Erythropoetin (z.B. Recor-mon®); Dosierung individuell anhand des Hämato-kritanstiegs (Kontrolle von Hb, Hk, Blutdruck!)

- Dosierung in der Korrekturphase: Anfangstherapie
  in den ersten 4 Wochen z. B. i.v.-Gabe von 40 IE/
  kgKG 3×/Woche; bei Hämatokritanstieg < 0,5 Vol.-
  %/Woche und nach 4 Wochen unter 2 Vol.-%, auf
  3×/Woche 80 IE/kgKG anheben, weitere Steigerung um monatlich 20 IE bis max. 3×240 IE/kgKG
- Erhaltungsdosis: Wenn der Hämatokrit zwischen
  30 Vol.-% angehoben ist, kann die Dosis zur Erhaltung des Zielhämatokrits auf 50% der zuletzt ein-
  gesetzten Dosis reduziert werden. Weitere Anpassung an den Hämatokrit
- Transfusion von Erythrozyten, in Ausnahmefällen,
  falls nötig

> Cave: Ist eine Nierentransplantation geplant, dann
> sollten gewaschene Erythrozyten transfundiert wer-
> den (Antikörperbildung).

3.5 Metabolische Azidose

Nur behandeln, wenn das Basendefizit größer als
10 mmol/l ist, dabei keine sofortige Normalisierung anstreben.

Therapie
- Eiweißrestriktion auf ca. 0,5–0,8 g Eiweiß/kgKG/d
- Dialyse

3.6 Renale Osteopathie

Knochenstörung im Zusammenhang mit einer renalen
Insuffizienz. Knochenveränderungen bei Urämie:
- Osteitis fibrosa: Folge des Hyperparathyreoidismus;
  gekennzeichnet durch Osteoklasie und Markfibrose;
  radiologisch einige typische Zeichen, Diagnosesicherung nur durch Knochenbiopsie
- Osteomalazie: Defekt der Osteoidmineralisation mit
  vergrößerter Osteoidoberfläche; Ursache wohl nicht
  allein Vitamin-D-Mangel, sondern auch Aluminium;
  radiologisch typisch: Loosersche Umbauzonen
- gemischte Osteodystrophie: gesteigerter Knochen-

umbau, variable peritrabekuläre Fibrose, verminderte Mineralisation
- aplastische Knochenerkrankung: in letzter Zeit gehäuft beobachtet; deutlich verminderter Knochenumbau mit verringerter Osteoblasten- und Osteoklastenoberfläche; häufig mit Aluminiumüberladung in Zusammenhang gebracht (s. Kap. P.3.10)

Symptome
- dumpfe Rückenschmerzen, Schmerzen in der unteren Extremität (verstärken sich bei Bewegung)
- Deformierungen des Thorax und der Wirbelsäule (besonders bei Osteomalazie)
- gelegentlich Spontanfrakturen, Myopathie mit Muskelschwäche, Periarthritis
- gelegentlich bei schwerem Hyperparathyreoidismus quälender Juckreiz

Diagnostik
- Histologie (ggf. mit Tetrazyklinmarkierung)
- laborchemische Methoden (Hypokalzämie, Hyperphosphatämie, Erhöhung des Parathormonspiegels, Erniedrigung des Vitamin-D-Spiegels, Erhöhung der alkalischen Phosphatase)
- radiologische Zeichen

Therapie
Ziel ist die Normalisierung der pathologischen Befunde (PTH, Vitamin D, Phosphat, Kalzium) und die Besserung einer renalen Osteopathie, falls vorhanden, bzw. ihre Prävention.

Diät
- möglichst phosphatarme Kost
- Anreicherung der Nahrung mit Kalzium hat meist wenig Effekt auf den Serum-Kalziumspiegel

Phosphatbinder

Cave: Phosphatbinder sollten *zum* Essen genommen werden, um möglichst effektiv zu sein.

- Aluminiumhydroxyd (z. B. Anti-Phosphat®) 3–4×/d 1–3 Tbl.:

Früher sehr weit verbreitet. Da zunehmend Berichte über Aluminiumakkumulation mit entsprechenden Nebenwirkungen veröffentlicht werden, sollten diese Phosphatbinder sehr selektiv eingesetzt werden, d.h. nur bei sonst nicht therapierbarer Hyperphosphat- ämie. Eine Steigerung der Aluminiumresorption bei gleichzeitiger Citratgabe ist zu beachten

- Kalziumverbindungen:

> Cave: Heben gleichzeitig den Kalziumspiegel an. Wenn Vitamin-D-Gabe erfolgt, können gehäuft Hyperkalzämien auftreten. Bei unzureichender Sen- kung des Phosphatspiegels und Erhöhung des Kal- ziums besteht die Gefahr der extraossären Verkal- kung.

- – Calciumcarbonat (z.B. Calci-Gry®) (1–6 g/d, je- weils zu den Hauptmahlzeiten): Diese Phosphat- bindung erfordert viel Kalzium, da anscheinend die Dissoziation nicht immer ganz vollständig ist
- – Calciumcitrat (z.B. Calciumcitrat-Nefro®):

> Cave: Darf nicht gleichzeitig mit Aluminium gegeben werden. Ist meist in der Phosphatreabsorption nicht so günstig wie Calciumcarbonat.

- – Calciumacetat (z.B. Calciumacetat-Nefro®): In letz- ter Zeit sehr erfolgreich eingesetzt; ist von dem Ver- hältnis zwischen verabreichter Kalziummenge und Phosphatbindung her günstiger als Calciumcarbo- nat (1–4 g/d zu den Hauptmahlzeiten)

Kalziumsubstitution

Meist nur in Kombination mit einer phosphatabsorbie- renden Wirkung sinnvoll (s. o.)
Kalzium kann auch dem Dialysat zugesetzt werden (1,75 mmol/l)

> Cave: Hyperkalzämien!

Substitution von Vitamin D

- durch Messung der Spiegel Ausmaß des Vitamin-D- Mangels bestimmen

- hauptsächlich bereits wirksame Metabolite (1,25 [OH]$_2$-Vitamin D oder Metabolite, die nur in der Leber hydroxyliert werden); in seltenen Fällen isolierter Vitamin-D-Mangel (fehlender Aufenthalt im Freien) der substituiert werden sollte (10 000 IE Vitamin D [z. B. Vigantoletten®] für ca. 10 Tage)
- zur Prophylaxe bei asymptomatischen Patienten ca. 0,25 µg/d 1,25(OH)$_2$-Vitamin D (z. B. Rocaltrol®)
- bei symptomatischen Patienten mit nachgewiesener Ostitis fibrosa und schwerem Hyperparathyreoidismus 0,5 µg/d 1,25(OH)$_2$-Vitamin D

> Cave: Hyperkalzämie!

- evtl. i.v. als Stoßtherapie (1 µg Rocaltrol® wöchentlich) bei besonders schweren Fällen (Effektivität erhöht, Nebenwirkungen verringert)

> Cave: Vor der Gabe eines Vitamin-D-Präparats sollte der Phosphatspiegel normalisiert werden.

Parathyreoidektomie
- Indikation:
  - wenn bei klinischer Symptomatik und nachgewiesener Ostitis fibrosa es nicht gelingt, die Symptome zu bessern, die alkalische Phosphatase und den Serum-Kalzium- und Phosphatspiegel zu normalisieren und eine Vitamin-D-Therapie erfolglos bleibt
  - bei nachgewiesenem sog. tertiären Hyperparathyreoidismus (mit Adenomnachweis)
- nach totaler Parathyreoidektomie wird ein Teil des Gewebes in den Unterarm transplantiert, der Rest kryokonserviert

> Cave: Nach Parathyreoidektomie engmaschige Kontrolle der Kalziumspiegel!

3.7 Pruritus

Therapie
- intensivere Dialysebehandlung (größere Membran, längere Dialysezeit)

- Lokalbehandlung
- Antihistaminika
- Quarzlicht, z. B. UVB-Licht 2–3×/Woche
- bei Hyperparathyreoidismus Parathyreoidektomie
- Akupunktur

3.8 Neuropathie

Therapie
- intensivere Hämodialysebehandlung (z. B. größere Membran, längere Dialysezeit)
- Nierentransplantation anstreben
- Vitamingabe, insbesondere Vitamin B, z. B. BVK®

3.9 Aluminiumintoxikation

Chronische Überladung des Organismus mit Aluminium bei vermehrter Zufuhr und gleichzeitig verminderter Ausscheidung. Assoziierte Krankheiten:
- sog. Dialyseenzephalopathie
- frakturierende Dialyseosteomalazie (Hemmung der PTH-Sekretion)
- Dialysearthropathie
- Aluminiuminduzierte Anämie (Hemmung der Erythropoese und der Hämoglobinsynthese)

Symptome
- bei Aluminiuminduzierter Osteomalazie s. Kap. P.3.7
- Dialyseenzephalopathie: Sprachstörungen, Persönlichkeitsänderungen, Demenz, Krampfanfälle, Asterixis

Diagnostik
Serum-Aluminiumspiegelbestimmungen zeigen in der Regel keine Überlastung an, aufgrund der starken Gewebegängigkeit des Aluminiums. Durch Gabe von Komplexbildnern kann eine Gewebeüberladung nachgewiesen werden.
- DFO-Test: 1 g DFO (Desferrioxamin) am Ende der Dialyse langsam (über 30 min) i.v.; Bestimmung der Aluminiumkonzentration vor Gabe des DFO und zu Beginn der nächsten Dialyse

> Cave: Spezielle Abnahmemodalitäten, vorher Rücksprache mit dem Laborarzt.

Bewertung: Als Anhalt für pathologische Werte gilt ein Anstieg des Aluminiumspiegels über 200 µg/l bzw. ein dreifacher Anstieg gegenüber einem niedrigen Ausgangswert (Serum-Al normal: 20–30 µg/l).
- Knochenbiopsie: bei Verdacht auf Knochenschädigung
- EEG: bei Verdacht auf Dialyseenzephalopathie

Therapie
- da 80–90% des Plasma-Aluminiums eiweißgebunden sind, können durch Dialyse mit aluminiumfreiem Dialysat nur unbedeutende Mengen aus dem Organismus entfernt werden. Durch Gabe eines Komplexbildners (DFO = Desferrioxamin) kann die Elimination an der Dialyse erheblich verbessert werden. Eine Indikation besteht bei nachgewiesener Al-Überladung (z.B. Al-Anlagerung im Knochen). i.v.-Gabe von 1 g DFO während der letzten beiden Stunden der Hämodialyse, 1×wöchentlich

> Cave: Der Aluminiumanstieg nach DFO sollte kontrolliert werden: Spiegel über 400 µg/l sollten vermieden werden, um ein Anfluten im Gehirn zu vermeiden; bei Vorliegen einer Enzephalopathie sollten die Einzeldosen reduziert werden.

- bei Al-induzierter Osteomalazie ist eine Therapie mit Calcitriol meist nicht wirksam, eine Parathyreoidektomie ist ebenfalls nicht indiziert. Bei Hyperkalzämie entsprechend Reduktion der Kalziumzufuhr

Prävention
- Vermeidung jeglicher Al-Kontamination (Herstellung des Dialysats mittels Umkehrosmose); bei Hämofiltration und CAPD möglichst Konzentrate mit niedrigem Aluminiumgehalt (Al-Konzentration im Dialysat < 10 µg/l)
- Umsetzen von aluminiumhaltigen auf z.B. kalziumhaltige Phosphatbinder (s. Kap. P.3.7)

4. Pharmaka bei Niereninsuffizienz

Tabelle P-1 führt den Ausscheidungsmechanismus von Medikamenten bei Niereninsuffizienz, ihre eventuelle Dialysierbarkeit und die entsprechenden Empfehlungen zur Dosisreduzierung auf.

Die Tabelle enthält neben Angaben über den bisher bekannten Metabolisierungsweg auch Angaben über die Veränderung der Halbwertszeit bei verschiedenen Graden der Niereninsuffizienz und die daraus resultierenden Empfehlungen zur Dosisreduktion. Zusätzlich wird die Dialysierbarkeit angegeben. Die ca. 200 Medikamente, die alphabetisch aufgezählt werden, gehören zu den gebräuchlichsten in der Medizin.

Unter dem Stichwort „orale Bioverfügbarkeit" wird der Prozentsatz eines oral verabreichten Medikamentes angegeben, der nach der Leberpassage in die periphere Zirkulation gelangt. Neben der Proteinbindung eines jeden Medikamentes wird zusätzlich das Verteilungsvolumen angegeben. Danach folgt eine kurze Zusammenfassung des Eliminationsmechanismus und der gängigen Metabolisierungswege mit Erwähnung eventueller aktiver Metabolite. Die Halbwertszeit wird für Patienten mit normaler Nierenfunktion und für Dialysepatienten angegeben. Die Dosisänderungen werden entweder in einer Reduktion der Dosis (%) oder in einer Reduktion des Verabreichungsintervalls (q) angegeben. Für die Aminoglykoside sind die Reduzierungen nicht angegeben, da hier eine derartige Vereinfachung der Nierenfunktion nicht möglich ist, sondern diese Medikamente streng nach den entsprechenden Schemata dosiert werden müssen. Auch für die übrigen Substanzen kann diese Tabelle nur grobe Hinweise geben. Bei speziellen Problemen sollte die entsprechende Fachliteratur zu Rate gezogen werden. Bezüglich der Dialysierbarkeit bedeutet „dialysabel", daß über 50% des Medikamentes während einer Behandlung entfernt werden. „Gering dialysabel" bedeutet, daß ca. 20–50% entfernt werden, und „wenig dialysabel" bedeutet eine Entfernung von ca. 5–10%. Ist eine Substanz nicht dialysabel, werden < 5% bei einer Dialyse entfernt.

Tabelle P-1. Pharmaka bei Niereninsuffizienz (nach [1]).

Substanz	orale Verfügbarkeit %	Proteinbindung %	Verteilungsvolumen (l/kg)	Metabolismus/ Elimination
Acebutolol	37	26	1,2	renal: 50% Leber: 50% Diacetolol aktiver Metabolit
Aciclovir	15–30	15	0,80–0,87	unverändert renal ausgeschieden 14% Lebermetabolismus
Allopurinol	67–81	0	0,6	metabolisiert in aktiven Oxypurinolmetaboliten, renale Elimination
Amantadin	100	67	6,6	renale Elimination > 95%
Amikacin	nur parenteral	< 5	0,22–0,29	94–99% unverändert ausgeschieden
Amilorid	50	0	5	Niere: 50% Leber: 50%
Aminoglutethimid	fast vollständig	?	1	extensiver Lebermetabolismus 10–20% unverändert ausgeschieden im Urin

Halbwertzeit (h)		Dosierungsänderung bei Nieren-insuffizienz (CrCl in ml/min)			Dialyse-effekt
normal	anephri-tisch	> 50	10–50	< 10	
3	keine Verände-rung Anstieg von Di-acetolol	keine Verände-rung	Verminde-rung	Verminde-rung	nicht dialysabel
1,5–3,3	20	keine Verände-rung	q 12–24 h	50% q 24 h	dialysabel
1,1–1,6	keine Verände-rung Oxypuri-nol 7 d	300 mg q d	200 mg q d	100 mg q d	Oxypuri-nol: gering dialysabel
12	8 d	100 mg 2×/d	100 mg q d (40–50 ml/min) 200 mg 2×wö-chentlich 10–40 ml/min	100–200 mg/Wo-che	gering dialysabel 67 ml/min
2–3	86	?	?	?	dialysabel 22–38 ml/min
6–9	10–100	keine Verände-rung	möglichst vermeiden	möglichst vermeiden	?
9 (chroni-sche Thera-pie) 15 (Einzel-dosis)	?	keine Verände-rung	evtl. redu-zieren	reduzieren	?

Tabelle P-1. *Fortsetzung*

Substanz	orale Verfügbarkeit %	Proteinbindung %	Verteilungsvolumen (l/kg)	Metabolismus/Elimination
Amiodaron	20–65	95	66	Biotransformation zu aktivem Desethylamiodaron
Amoxicillin	50–80	17–25	0,25–0,49	Lebermetabolismus 12–28% 72–88% unverändert ausgeschieden
Amphotericin B	nur i.v.	90–95	4	95–97% Lebermetabolismus? 3,5–5,5% unverändert ausgeschieden
Ampicillin	30–60	18–25	0,17–0,31	76–88% unverändert ausgeschieden 12–24% Lebermetabolismus
Amrinon	93	35–49	1,2	Lebermetabolismus zu N-acetyl- und N-glycolat-metaboliten 25% unverändert ausgeschieden
Atenolol	56	< 5	1,2	Niere: 75% Leber: 10%
Azathioprin	60	?	0,8	vorwiegend metabolisiert zu aktivem 6-Mercaptopurin (6-MP)

Halbwertzeit (h)		Dosierungsänderung bei Niereninsuffizienz (CrCl in ml/min)			Dialyseeffekt
normal	anephritisch	> 50	10–50	< 10	
25–52 d	keine Veränderung	400–600 mg/d	keine Veränderung	keine Veränderung	nicht dialysabel
0,5–2,3	7–20	keine Veränderung	q 6–12 h	q 12–24 h	gering dialysabel
15 d	keine Veränderung	keine Veränderung	keine Veränderung	q 24–48 h	nicht dialysabel
0,8–1,5	20	keine Veränderung	q 6–12 h	q 12–18 h	gering dialysabel
3,6–4,8	?	2–4 mg/ kgKG 2–3×/d	2–4 mg/ kgKG 2–3×/d	reduzierte Dosis 25–50%	?
5–6	42–73	keine Veränderung	Verminderung	Verminderung	gering dialysabel
0,2 (6-MP: 0,5–1)	0,2 (6-MP: 0,75)	keine Veränderung	keine Veränderung	wenig verringern	wenig/ gering dialysabel

P

Tabelle P-1. *Fortsetzung*

Substanz	orale Verfügbarkeit %	Proteinbindung %	Verteilungsvolumen (l/kg)	Metabolismus/ Elimination
Azlocillin	nur parenteral	26–46	0,2–0,31	50–70% unverändert renal ausgeschieden 35% ausgeschieden in die Galle < 10% Lebermetabolismus
Aztreonam	nur parenteral	50–60	0,15–0,38	60–70% unverändert renal ausgeschieden 12% Lebermetabolismus
Bacampicillin	89–98	18–25	0,17–0,31	75–88% unverändert ausgeschieden kleiner Lebermetabolismus < 10% in Fäzes
Bleomycin	< 5	< 5	0,25	Metabolismus via Bleomycin Hydrolase im meisten Gewebe gefunden vorwiegend renale Ausscheidung
Bromocriptin	unvollständig	?	3,4	extensiver first-pass-Metabolismus (94%) renale Ausscheidung 2%
Captopril	65	30 (V-NI)	0,7	Niere: 36–42% Leber: 50%

Halbwertzeit (h)		Dosierungsänderung bei Nieren-insuffizienz (CrCl in ml/min)			Dialyse-effekt
normal	anephri-tisch	> 50	10–50	< 10	
0,9–1,9	4–6	keine Verände-rung	100% q 6–8 h	50% q 8 h	gering dialysabel 14–30 ml/min
1,3–2,2	6–9	keine Verände-rung	50% q 8–12 h	25% q 8–12 h	gering dialysabel
0,8–1,5	6–20	keine Verände-rung	50% q 12 h	50% q 12–24 h	gering dialysabel
3	> 10	keine Verände-rung	< 40 ml im Verhältnis von GFR reduzieren	< 40 ml im Verhältnis von GFR reduzieren	? minimal
3	?	Titrieren	Titrieren	Titrieren	?
1,9	20–30	keine Verände-rung	keine Ver-änderung	Verminde-rung	gering dialysabel

P

Tabelle P-1. *Fortsetzung*

Substanz	orale Verfügbarkeit %	Protein-bindung %	Vertei-lungs-volumen (l/kg)	Metabolismus/ Elimination
Carbamazepin	70	70–80	0,8–1,3	extensiver Meta-bolismus renale Ausschei-dung 1–2%
Carbenicillin	30–40	50–60	0,12–0,20	Lebermetabolis-mus 15% 82–98% unver-ändert ausge-schieden
Carboplatin	< 5	aktiver Metabolit > 90 Mutter-substanz < 10	25 (10 l/ m²)	keine Metaboli-sierung 60–70% unver-ändert im Urin ausgeschieden
Cefaclor	53	22–25	0,14–0,33	70% unverän-dert ausgeschie-den < 10% Leber-metabolismus
Cefadroxil	89–93	16–20	0,2–0,3	88–93% unver-ändert ausge-schieden 12% hepatobi-liäre Ausschei-dung
Cefalexin	73–100	6–15	0,18–0,26	85–95% unver-ändert ausge-schieden
Cefamandol	nur parenteral	67–80	0,18–0,27	75–95% unver-ändert ausge-schieden 5–25% biliäre/fäkale und hepatische Elimination

Halbwertzeit (h)		Dosierungsänderung bei Niereninsuffizienz (CrCl in ml/min)			Dialyseeffekt
normal	anephritisch	> 50	10–50	< 10	
10–20	?	keine Veränderung	keine Veränderung	keine Veränderung	wenig dialysabel
1	10–20	keine Veränderung	50–75% q 6–8 h	50–75% q 12–24 h	gering dialysabel
α 0,5 β 3	verlängert	keine Veränderung	anpassen an GFR	anpassen an GFR	?
0,6–1,0	1,5–4,7	keine Veränderung	50–100% q 8 h	25–50% q 8–12 h	gering dialysabel
1,0–1,6	10–25	100% q 12–24 h	50–100% q 12–24 h	50–100% q 24–48 h	gering dialysabel 18 ml/min
1,0–1,9	20–40	keine Veränderung	q 12 h	q 24 h	gering dialysabel
0,5–1,8	14–24	keine Veränderung	50% q 6–8 h	25–50% q 12–24 h	gering dialysabel

P

Tabelle P-1. *Fortsetzung*

Substanz	orale Verfügbarkeit %	Proteinbindung %	Verteilungsvolumen (l/kg)	Metabolismus/ Elimination
Cefalotin	nur parenteral	62–79	0,15–0,31	33% in der Leber metabolisiert der Desacetylmetabolit ist über eine Woche aktiv 66% unverändert ausgeschieden
Cefazolin	nur parenteral	70–86	0,1–0,15	85–98% unverändert ausgeschieden 3–5% Lebermetabolismus
Cefixim	50	69	0,1 oder 1,0 ?	20–40% unverändert ausgeschieden 50% nierenunabhängig ausgeschieden
Cefoperazon	nur parenteral	87–93	0,17–0,23	70–85% unverändert über die Galle ausgeschieden 15–30% unverändert über die Niere ausgeschieden
Cefotaxim	nur parenteral	38	0,22–0,36	40–60% in der Leber in aktiven Metabolismus desacetyliert 40–65% unverändert ausgeschieden

Halbwertzeit (h)		Dosierungsänderung bei Niereninsuffizienz (CrCl in ml/min)			Dialyseeffekt
normal	anephritisch	> 50	10–50	< 10	
0,5–0,9	18 (Metaboliten)	keine Veränderung	keine Veränderung	100% q 12 h	gering dialysabel
1,4–2,2	35–56	100% q 8 h	50% q 12 h	50% q 24 h	gering dialysabel
3,5	?	keine Veränderung	keine Veränderung	Verminderung 50%	nicht dialysabel
1,6–2,6	2,5	keine Veränderung	keine Veränderung	verringern bei begleitender Lebererkrankung	wenig dialysabel
0,9–1,1	2,3–3,5 12–20 (Metaboliten)	keine Veränderung	50–100% q 8–12 h	50% q 8–12 h	gering dialysabel

Tabelle P-1. *Fortsetzung*

Substanz	orale Verfüg- barkeit %	Protein- bindung %	Vertei- lungs- volumen (l/kg)	Metabolismus/ Elimination
Cefotetan	nur parenteral	75–91	0,1–0,2	50–88% unver- ändert ausge- schieden über die Niere 12% ausge- schieden über die Galle
Cefoxitin	nur parenteral	65–79	0,27	85% unverän- dert ausgeschie- den 15% biliärer oder hepatischer Metabolismus
Ceftazidim	nur parenteral	20–30	0,2–0,3	73–84% unver- ändert ausge- schieden über die Niere
Ceftizoxim	nur parenteral	17–25	0,2–0,4	78–85% unver- ändert ausge- schieden
Ceftriaxon	nur parenteral	83–96	0,1–0,12	60% unverän- dert ausgeschie- den über die Niere 40% ausge- schieden über die Galle
Cefuroxim	40–50	25–50	0,13–0,38	90–95% unver- ändert ausge- schieden über die Leber
Chinidin	70–75	80	2,7	Lebermetabolis- mus 18% unver- ändert ausge- schieden

Halbwertzeit (h)		Dosierungsänderung bei Nieren-insuffizienz (CrCl in ml/min)			Dialyse-effekt
normal	anephritisch	> 50	10–50	< 10	
2,7–4,6	13	keine Veränderung	50–100% q 12–24 h	25–50% q 24 h	wenig/gering dialysabel
0,6–1,1	8–33	q 4–6 h	50% q 8 h	25% q 12–24 h	gering dialysabel 18–25 ml/min
1,5–2,2	13–25	keine Veränderung	50% q 12–24 h	25–50% q 24 h	dialysabel
1,4–1,8	19–30	keine Veränderung	50% q 12–24 h	25–50% q 24 h	gering dialysabel
6,5–8,9	12	keine Veränderung	keine Veränderung	verringern nur bei gleichzeitiger Leberstörung	nicht dialysabel
1,1–1,4	15–17	keine Veränderung	50–75% q 8–12 h	25–50% q 24 h	gering dialysabel
3,5–9,0	4–14	q 6 h	keine Veränderung	keine Veränderung	nicht/wenig dialysabel

P

Tabelle P-1. *Fortsetzung*

Substanz	orale Verfügbarkeit %	Proteinbindung %	Verteilungsvolumen (l/kg)	Metabolismus/ Elimination
Chloralhydrat	100	70–80	0,6	schnell metabolisiert zu aktivem Trichloroethanol (kinetische Werte für Metabolite)
Chloramphenicol	75–90	60	0,7–0,9	70–90% Lebermetabolismus, inaktive Glukuronidakkumulation bei Nierenschaden 5–10% unverändert ausgeschieden
Chlordiazepoxid	100	94	0,3–0,4	Lebermetabolismus zu aktiven Metaboliten < 1% unverändert ausgeschieden
Chloroquin	90	55	132	25% Lebermetabolismus 50–60% unverändert ausgeschieden im Urin und 10% in Fäzes
Chlorpromazin	32	92–96	7,4	extensiv zu verschiedenen Metaboliten umgewandelt, wovon einige aktiv sind < 1% unverändert ausgeschieden über die Niere

Halbwertzeit (h)		Dosierungsänderung bei Nieren-insuffizienz (CrCl in ml/min)			Dialyse-effekt
normal	anephritisch	> 50	10–50	< 10	
7–14	?	q 24 h	vermeiden	vermeiden	dialysabel
2–4	3,5–7,0	keine Veränderung	keine Veränderung	Dosisreduktion vielleicht notwendig	gering dialysabel
5–30	keine Veränderung	q 6–8 h	q 6–8 h	q 12 h	nicht/gering dialysabel
41 d	?	keine Veränderung	verringern 25–50%	verringern 25–50%	nicht dialysabel
18–31	?	keine Veränderung	keine Veränderung	mit Vorsicht gebrauchen	nicht dialysabel

Tabelle P-1. *Fortsetzung*

Substanz	orale Verfüg- barkeit %	Protein- bindung %	Vertei- lungs- volumen (l/kg)	Metabolismus/ Elimination
Chlortalidon	64	75	4	Niere: 50% Leber: 50%
Ciclosporin	< 5–89	> 96	3,5	extensiv zu aktiven und inaktiven Meta- boliten umge- wandelt
Cilastatin	nur parenteral	35	0,21–0,27	70% unverän- dert ausgeschie- den über die Niere 12% Leber- metabolismus zu N-Acetyl- metaboliten 2% ausgeschie- den über die Galle, Fäzes
Cimetidin	62	20	0,9–1,1	40–80% unver- ändert ausge- schieden
Ciprofloxacin	50–85	20–43	2,3	27–58% unver- ändert ausge- schieden über die Niere 15% Leber- metabolismus 15% intestinale Mukosa 15% ausge- schieden über die Fäzes

Halbwertzeit (h)		Dosierungsänderung bei Niereninsuffizienz (CrCl in ml/min)			Dialyseeffekt
normal	anephritisch	> 50	10–50	< 10	
50	?	keine Veränderung	keine Veränderung	vermeiden	?
6–13	16	keine Veränderung	keine Veränderung	keine Veränderung	nicht dialysabel
0,8–0,9	13–17	keine Veränderung	50–75% q 8–12 h	25–50% q 12 h	gering dialysabel
1,5	3,3–4,6	400 mg q 12 h (p.o.) 300 mg q 8 h (i.v.)	Dosisverringerung 25%	Dosisverringerung 50%	gering dialysabel
2,9–4,5	8,5	keine Veränderung	50–75% q 12 h	50–75% q 24 h	gering dialysabel

P

Tabelle P-1. *Fortsetzung*

Substanz	orale Verfüg- barkeit %	Protein- bindung %	Vertei- lungs- volumen (l/kg)	Metabolismus/ Elimination
cis-Platin	< 5	aktive Metabolite > 90 Mutter- substanz < 60	0,5 (20 l/ m²)	nicht metaboli- siert 10–30% unver- ändert ausge- schieden im Urin
Clavulansäure	45–75	15–25	0,13–0,38	34–52% unver- ändert ausge- schieden 26% unverän- dert in Fäzes
Clindamycin	50	60–95	0,7	85% Leber- metabolismus zu aktiven und inaktiven Meta- boliten 10% unverän- dert ausgeschie- den im Urin und 5% über die Fäzes
Clofibrat	95	96 (V-NI, V-LI)	0,11–0,17 (E-NI, E-LI)	primär durch Konjugation metabolisiert 10–20% unver- ändert ausge- schieden
Clonidin	80	20	3	Niere: 50% Leber: 50%
Codein	40–70	7	3–4	Leber- metabolismus 5–17% unver- ändert ausge- schieden

Halbwertzeit (h)		Dosierungsänderung bei Nieren-insuffizienz (CrCl in ml/min)			Dialyse-effekt
normal	anephritisch	> 50	10–50	< 10	
α 0,5 β 30	verlängert	keine Veränderung	verringern 25%	verringern 50%	Hämofiltrationsdialyse: gering dialysabel
0,8–1,2	2,6–4,0	keine Veränderung	q 8 h	q 12–24 h	dialysabel
2–4	1,6–3,4	keine Veränderung	keine Veränderung	keine Veränderung	nicht dialysabel
12–25	61	q 6–12 h	q 12–24 h	q 24–48 h	nicht dialysabel
7–12	40	keine Veränderung	Verminderung	Verminderung	nicht dialysabel
2,5–3,5	keine Veränderung	keine Veränderung	Dosisverringerung 25%	Dosisverringerung 50%	?

Tabelle P-1. *Fortsetzung*

Substanz	orale Verfüg- barkeit %	Protein- bindung %	Vertei- lungs- volumen (l/kg)	Metabolismus/ Elimination
Colchicin	gut	0	2,2	Leberdesacety- lierung 10–36% unver- ändert ausge- schieden
Cyclo- phosphamid	75–80	17	0,6	Lebermetabolis- mus zu aktiven und inaktiven Metaboliten 5–10% unver- ändert im Urin
Cytarabin	schlecht	13	2,5–3,0	80–90% der Metabolisierung durch Cytidin- deaminase her- vorgerufen 10% unverän- dert ausgeschie- den im Urin
Dactinomycin	schlecht	?	?	Exkretion der Muttersubstanz: Galle 50%, Urin 10%
Daunorubicin	< 5	45–50	23	extensiver Lebermetabolis- mus 10–20% unver- ändert ausge- schieden im Urin
Diazepam	100	94–98 (V-NI)	1,1–1,8	Lebermetabolis- mus in aktiven Metaboliten durch N-Deme- thylierung und Hydroxylierung

Halbwertzeit (h)		Dosierungsänderung bei Nieren-insuffizienz (CrCl in ml/min)			Dialyse-effekt
normal	anephri-tisch	> 50	10–50	< 10	
0,3	0,7	keine Veränderung	Dosisver-ringerung	Dosisver-ringerung	nicht dialysabel
4–15	ver-längert	keine Veränderung	keine Ver-änderung	wahr-scheinlich verringern	gering dialysabel
α 0,2–0,3 β 2	keine Veränderung	keine Veränderung	keine Ver-änderung	keine Ver-änderung	?
α (kurz) β 36	?	?	?	Verminde-rung	?
α 1 β 27	keine Veränderung	keine Veränderung	keine Ver-änderung	keine Ver-änderung	nicht dialysabel
20–70	37	q 8 h	q 8 h	q 8 h	nicht dialysabel

Tabelle P-1. *Fortsetzung*

Substanz	orale Verfügbarkeit %	Proteinbindung %	Verteilungsvolumen (l/kg)	Metabolismus/ Elimination
Diazoxid	90	94 (V-NI)	0,21	Niere: 30% Leber: 70%
Dicloxacillin	37–74	96–98	0,1–0,2	30–50% unverändert ausgeschieden
Digitoxin	> 90	94–97	0,5–0,6	vorwiegend hepatischer Metabolismus
Digoxin	70	25	5–8 (V-NI)	70% unverändert ausgeschieden
Diphenhydramin	72	78 (V-LI)	4,5	Lebermetabolismus < 4% unverändert ausgeschieden
Disopyramid	70–85	70–80 (konzentrationsabhängig)	0,4–0,6	Lebermetabolismus zu aktiven Metaboliten 50–60% unverändert ausgeschieden
Dobutamin	nur IV	?	0,2	primär hepatische Metabolisierung
Dopamin	nur IV	?	?	primär metabolisiert zu Homovanillinsäure und Norepinephrin

Halbwertzeit (h)		Dosierungsänderung bei Nieren-insuffizienz (CrCl in ml/min)			Dialyse-effekt
normal	anephri-tisch	> 50	10–50	< 10	
48	?	keine Verände-rung	keine Ver-änderung	keine Ver-änderung	?
0,4–0,9	1	keine Verände-rung	keine Ver-änderung	keine Ver-änderung	nicht dialysabel
120–220	210	keine Verände-rung	keine Ver-änderung	keine Ver-änderung	nicht dialysabel
36–44	80–120	keine Verände-rung	Dosisver-ringerung 50%	Dosisver-ringerung 75%	nicht dialysabel K+-Spiegel kontrollie-ren
6–9	?	keine Verände-rung	keine Ver-änderung	keine Ver-änderung	?
4–8	10–20	q 6–8 h	q 12–24 h	q 24–48 h	nicht dialysabel
2,4 min	keine Verände-rung	keine Verände-rung	keine Ver-änderung	keine Ver-änderung	?
?	?	?	?	?	?

P

Tabelle P-1. *Fortsetzung*

Substanz	orale Verfügbarkeit %	Protein-bindung %	Vertei-lungs-volumen (l/kg)	Metabolismus/Elimination
Doxorubicin	< 5	50	20–30	extensiver Lebermetabolismus 5% unverändert im Urin ausgeschieden
Doxycyclin	90–100	60–93	0,75	10–20% Lebermetabolismus 30% innerhalb der Darmwand 20–26% unverändert ausgeschieden über die Niere 20–40% in Fäzes
Enalapril	36–44	50	1	schnelle Umwandlung in aktive Enalaprilmetabolite kinetische Werte für Metabolite 61% ausgeschieden im Urin
Erythromycin	recht gut	70–93	0,8–1,3	Lebermetabolismus 85–95% zu inaktiven Metaboliten 5–15% unverändert ausgeschieden
Ethambutol	75–80	< 5	1,6	65–80% unverändert ausgeschieden über die Niere 20% in Fäzes 8–15% Lebermetabolismus

Halbwertzeit (h)		Dosierungsänderung bei Nieren-insuffizienz (CrCl in ml/min)			Dialyse-effekt
normal	anephri-tisch	> 50	10–50	< 10	
α 1 β 30	keine Verände-rung	keine Verände-rung	keine Ver-änderung	keine Ver-änderung	nicht dialysabel
14–24	14–36	keine Verände-rung	keine Ver-änderung	keine Ver-änderung	nicht dialysabel
11	36	keine Verände-rung	Verminde-rung	Verminde-rung	wenig/gering dialysabel
1,5–3,0	4,6	keine Verände-rung	keine Ver-änderung	keine Ver-änderung	wenig dialysabel
3,1	18–20	keine Verände-rung	Dosisver-ringerung 50%	Dosisver-ringerung 75%	wenig dialysabel 80–90 ml/min

P

Tabelle P-1. *Fortsetzung*

Substanz	orale Verfüg- barkeit %	Protein- bindung %	Vertei- lungs- volumen (l/kg)	Metabolismus/ Elimination
Ethosuximid	100	0	0,6–0,7	primär metabo- lisiert Nierenausschei- dung > 30% unverän- derte und inak- tive Metabolite
Etoposid	25–75	95	36	Lebermetabolis- mus Nierenausschei- dung von Mut- tersubstanz und Glukuroniden
Famotidin	43	17	0,8–1,3	53–90% unver- ändert ausge- schieden
Flecainid	90	40–60	5,0–13,4	85% im Urin ausgeschieden als unveränderte Substanz und Metaboliten
Fluconazol	> 85	11–12	0,8	Niere: 70% einige unverän- derte Substan- zen ausgeschie- den in Fäzes etwas Leber- metabolismus
Flucytosin	85–90	3–4	0,6–0,7	< 10% Leber- metabolismus 85–90% unver- ändert ausge- schieden und 10% unverän- dert in Fäzes

Halbwertzeit (h)		Dosierungsänderung bei Nieren-insuffizienz (CrCl in ml/min)			Dialyse-effekt
normal	anephri-tisch	> 50	10–50	< 10	
50–60	?	keine Verände-rung	keine Ver-änderung	Dosisver-ringerung 25%	gering dialysabel/dialysabel
4–10	CrCl < 60 ml/min: 5–16	keine Verände-rung	keine Richt-linien fest-gelegt	keine Richt-linien fest-gelegt	nicht dialysabel
2,6–4	19	40 mg abends	Dosisver-ringerung 50%	Dosisver-ringerung 75%	nicht dialysabel
7–20	26	q 12 h	q 12–24 h	q 24 h	nicht dialysabel
20–50	98	keine Verände-rung	Dosisver-ringerung 50%	Dosisver-ringerung 75%	gering dialysabel
2,4–6,0	30–> 100	q 6 h	q 12–24 h	q 24–48 h	dialysabel

P

Tabelle P-1. *Fortsetzung*

Substanz	orale Verfüg- barkeit %	Protein- bindung %	Vertei- lungs- volumen (l/kg)	Metabolismus/ Elimination
Fluorouracil	0–100	8–12	0,1–0,4	Lebermetabolis- mus bei Dihy- drouracil-dehy- drogenase 80% 16–12% unver- ändert im Urin
Flurazepam	gut	97	3,4	Lebermetabolis- mus zu aktiven Metaboliten (Desalkylflura- zepam) kinetische Werte für Metaboliten
Furosemid	50–100	95	0,11	Niere: 67% Leber: 33%
Ganciclovir	gering	?	0,5	> 90% unverän- dert ausgeschie- den im Urin
Gentamicin	nur parenteral	5–10	0,31	90–97% unver- ändert ausge- schieden
Griseofulvin	25–70	?	1–2	97–99% Leber- metabolismus 1% unverändert ausgeschieden
Guanabenz	?	90	100–200	Niere: 5% Leber: 95%

Halbwertzeit (h)		Dosierungsänderung bei Nieren-insuffizienz (CrCl in ml/min)			Dialyse-effekt
normal	anephri-tisch	> 50	10–50	< 10	
0,1–0,3	?	keine Verände-rung	keine Ver-änderung	keine Ver-änderung	?
40–200 (aktive Me-tabolite)	?	stündlich	keine Ver-änderung	keine Ver-änderung	nicht dialysabel
0,5–1,0	5–10	keine Verände-rung	keine Ver-änderung	keine Ver-änderung	nicht dialysabel
2,5–3,6	28	> 80: 5 mg/kgKG q 12 h 50–80: 2,5 mg/kgKG q 12 h	1,25–2,5 mg/kgKG q 24 h	1,25 mg/kgKG q 24 h	dialysabel
2–3	20–60	siehe spezielle Angaben in den Beipackzetteln, Dosisreduzierung entsprechend der jeweiligen Nierenfunktion			dialysabel; 26–48 ml/min
10–20	? keine Verände-rung	keine Verände-rung	keine Ver-änderung	keine Ver-änderung	?
12–14	?	keine Verände-rung	keine Ver-änderung	keine Ver-änderung	?

P

Tabelle P-1. *Fortsetzung*

Substanz	orale Verfüg-barkeit %	Protein-bindung %	Vertei-lungs-volumen (l/kg)	Metabolismus/Elimination
Guanethidin	3–50	0	?	Niere: 50% Leber: 50%
Heparin	nur parenteral	hoch	0,07	Lebermeta-bolismus Aufnahme in das retikulo-endotheliale System
Hexobarbital	> 90	42–52	1,1–1,2	Lebermeta-bolismus
Hydralazin	10–30	87	1,5	Niere: < 15% Leber: 75%
Hydro-chlorothiazid	60–80	64	0,8	Niere: 95% Leber: 5%
Ibuprofen	> 80	99	0,15	Lebermeta-bolismus 45–60% ausge-schieden im Urin als unver-änderte Sub-stanz und Meta-bolite
Ifosfamid	90–100	< 20	0,75	Lebermeta-bolismus zu aktiven und inaktiven Metaboliten 55% unver-ändert im Urin

Halbwertzeit (h)		Dosierungsänderung bei Nieren-insuffizienz (CrCl in ml/min)			Dialyse-effekt
normal	anephri-tisch	> 50	10–50	< 10	
120–140	?	keine Veränderung	Verminderung	Verminderung	? evtl. nicht dialysabel
1,5–2,0	keine Veränderung	keine Veränderung	keine Veränderung	keine Veränderung	nicht dialysabel
4,9	keine Veränderung	q 8 h	q 8 h	q 8 h	nicht dialysabel
1	?	keine Veränderung	Verminderung	Verminderung	?
2–3	verlängert	keine Veränderung	keine Veränderung	vermeiden	?
2	keine Veränderung	keine Veränderung	keine Veränderung	keine Veränderung	nicht dialysabel
4–30	?	keine Veränderung	evtl. Verminderung	evtl. Verminderung	?

Tabelle P-1. *Fortsetzung*

Substanz	orale Verfügbarkeit %	Proteinbindung %	Verteilungsvolumen (l/kg)	Metabolismus/ Elimination
Imipenem	nur parenteral	25	0,23–0,42	60–75% unverändert renal ausgeschieden 22% Lebermetabolismus zu inaktiven Metaboliten
Indometacin	98	90	26	Lebermetabolismus zu inaktiven Metaboliten < 15% unverändert ausgeschieden
Interferon	nur parenteral	?	0,4	renaler Katabalismus und Ausscheidung
Isoniazid	gut	0	0,42–0,61	65–95% Lebermetabolismus 5–35% unverändert ausgeschieden (abhängig vom Acetylierer-Phänotyp)
Isosorbiddinitrat	22 (p.o.) 30 (s.l.)	28	1,5	metabolisiert zu aktiven Metaboliten Isosorbid 2 und 5-Mononitrat
Ketoconazol	50–76	99	0,36	51% Lebermetabolismus 45% unverändert ausgeschieden in Fäzes und 3% unverändert über die Niere

Halbwertzeit (h)		Dosierungsänderung bei Nieren-insuffizienz (CrCl in ml/min)			Dialyse-effekt
normal	anephritisch	> 50	10–50	< 10	
0,8–1,3	2,9–3,7	keine Veränderung	50–75% q 8–12 h	25–50% q 12 h	gering dialysabel
2–6	keine Veränderung	keine Veränderung	keine Veränderung	keine Veränderung	?
3,5–8,5	?	?	?	?	?
1,1 (schnell) 3,1 (langsam)	4,8	keine Veränderung	keine Veränderung	Dosisverringerung	dialysabel
0,3–1,0	0,4	10–60 mg q 4–6 h	10–60 mg q 4–6 h	10–60 mg q 4–6 h	?
3–8	keine Veränderung	keine Veränderung	keine Veränderung	keine Veränderung	nicht dialysabel

Tabelle P-1. *Fortsetzung*

Substanz	orale Verfügbarkeit %	Proteinbindung %	Verteilungsvolumen (l/kg)	Metabolismus/Elimination
L-Asparaginase	< 5	0	0,1	unbekannt < 1% unverändert ausgeschieden im Urin
Labetalol	20–38	50	10	Niere: 5% Leber: 95%
Levodopa	60–90	5–8	0,65	Lebermetabolismus zu aktiven Metaboliten
Lidocain	nur parenteral	50–70	1,7	Lebermetabolismus zu aktiven Metaboliten
Lithium	100	0	0,5–0,8	95% unverändert ausgeschieden im Urin
Lorazepam	93	90–94	0,8–2,0	extensive Glukuronidkonjugation in der Leber
Mebendazol	5–10	95	?	90% Lebermetabolismus 20% als inaktive Zusammensetzungen 2–5% unverändert ausgeschieden
Meprobamat	gut	0–20	0,8	Lebermetabolismus 8–19% unverändert ausgeschieden

Halbwertzeit (h)		Dosierungsänderung bei Nieren-insuffizienz (CrCl in ml/min)			Dialyse-effekt
normal	anephri-tisch	> 50	10–50	< 10	
4–30	?	keine Veränderung	?	?	?
5	5	keine Veränderung	keine Veränderung	keine Veränderung	nicht dialysabel
1,1–1,6	?	titrieren	titrieren	titrieren	?
1,5–1,8	keine Veränderung	keine Veränderung	keine Veränderung	keine Veränderung	nicht dialysabel
22–29	verlängert	variabel (titrieren, je nach Serum-spiegel)	verringern 25–50%	verringern 50–75%	gering dialysabel/ dialysabel
8–24	28	q 8 h	q 8 h	q 8 h	nicht/ wenig dialysabel
?	?	keine Veränderung	keine Veränderung	keine Veränderung	nicht dialysabel 9 ml/min
6–17	keine Veränderung	q 6 h	q 12 h	q 12–24 h	wenig/ gering dialysabel

Tabelle P-1. *Fortsetzung*

Substanz	orale Verfügbarkeit %	Proteinbindung %	Verteilungsvolumen (l/kg)	Metabolismus/ Elimination
Mercaptopurin	12–16	19–30	0,56	Lebermetabolismus für Xanthinoxidase und Thiopruinmethyltransferase 50% der Dosis wird im Urin gefunden, meistens als Metaboliten
Methadon	92	89	3,8	10–30% unverändert ausgeschieden
Methaqualone	100	80	5–8	Leberbiotransformation 2% unverändert ausgeschieden
Methenamin	gut	?	0,6	10–25% Lebermetabolismus 75–90% unverändert ausgeschieden
Methotrexat	16–95 (abhängig von der Dosis)	50	0,4–0,8	Lebermetabolismus 10% für Aldehydoxidase primär ausgeschieden im Urin
Methyldopa	25	< 20	0,3	Niere: 60% Leber: 40%
Metolazon	?	95	1,6	Niere: 70% Leber: 30%

Halbwertzeit (h)		Dosierungsänderung bei Nieren-insuffizienz (CrCl in ml/min)			Dialyse-effekt
normal	anephri-tisch	> 50	10–50	< 10	
0,9	?	keine Verände-rung	keine Ver-änderung	evtl. Ver-minde-rung	?
15–55	?	q 6 h	q 8 h	q 8–12 h	nicht dialysabel
10–43	keine Verände-rung	q 24 h	vermeiden	vermeiden	wenig dialysabel
3–6	?	keine Verände-rung	vermeiden systemi-sche Azi-dose kann vorkom-men	vermeiden systemi-sche Azi-dose kann vorkom-men	?
α 1,5–3,5 β 8–15	ver-längert	keine Verände-rung	anpassen gemäß Se-rumkon-zentration	anpassen gemäß Se-rumkon-zentration	nicht/ wenig dialysabel
1,8	3,6	keine Verände-rung	keine Ver-änderung	Verminde-rung	wenig/ gering dialysabel
4	?	keine Verände-rung	keine Ver-änderung	keine Ver-änderung	?

Tabelle P-1. *Fortsetzung*

Substanz	orale Verfügbarkeit %	Proteinbindung %	Verteilungsvolumen (l/kg)	Metabolismus/Elimination
Metoprolol	38	13	4	Niere: 10% Leber: 90%
Metronidazol	> 90	8–20	0,9	45–55% Lebermetabolismus Hydroxymetabolite 30% Muttersubstanzaktivität, akkumuliert bei Nierenversagen < 8% unverändert ausgeschieden im Urin
Mexiletin	90	75	5,0–6,6	hepatische Konversion zu inaktiven Metaboliten 15% unverändert ausgeschieden im Urin
Mezlocillin	nur parenteral	26–42	0,2–0,38	45–65% unverändert ausgeschieden 35–55% hepatobiliär ausgeschieden
Miconazol	45–55	90–93	2,1	50% metabolisiert zu inaktiven Verbindungen 1% unverändert ausgeschieden über die Niere und 50% in Fäzes

Halbwertzeit (h)		Dosierungsänderung bei Nieren-insuffizienz (CrCl in ml/min)			Dialyse-effekt
normal	anephri-tisch	> 50	10–50	< 10	
3–4	3–4	keine Veränderung	keine Veränderung	keine Veränderung	Metaboliten dialysabel
6–8	8–15	keine Veränderung	keine Veränderung	q 8–12 h	dialysabel 30–35 ml/min
6–17	16–19	q 8–12 h	keine Veränderung	q 12–24 h	nicht dialysabel
0,8–1,2	3–6	q 4–6 h	q 6–8 h	q 8–12 h	wenig/gering dialysabel
20–24	25	keine Veränderung	keine Veränderung	keine Veränderung	nicht dialysabel

P

Tabelle P-1. *Fortsetzung*

Substanz	orale Verfügbarkeit %	Protein-bindung %	Vertei-lungs-volumen (l/kg)	Metabolismus/ Elimination
Minocyclin	90–100	55–88	0,12–0,4	60–65% Leber-metabolismus < 10% unver-ändert ausge-schieden über die Niere, 20–34% ausge-schieden in Fäzes
Minoxidil	100	0	3	Niere: 20% Leber: 80%
Mitomycin	schlecht	?	0,5–1,0	metabolisiert in der Leber, aus-geschieden in der Galle 0,7–19% unver-ändert ausge-schieden im Urin
Mitoxantron	nur IV	95	75	Lebermetabolis-mus Ausscheidung Muttersubstanz: Urin 7%, fäkal 18%
Morphin	20–30	35	3,3	Lebermetabolis-mus 10% unverän-dert ausgeschie-den
Nadolol	34	20	2	Niere: 75% Leber: 25%

Halbwertzeit (h)		Dosierungsänderung bei Niereninsuffizienz (CrCl in ml/min)			Dialyse-effekt
normal	anephritisch	> 50	10–50	< 10	
11–26	14–30	keine Veränderung	keine Veränderung	vermeiden	nicht dialysabel
3–4	3–4	keine Veränderung	keine Veränderung	keine Veränderung	? (insuffiziente Daten)
α 0,1 β 0,9	?	keine Veränderung	keine Veränderung	evtl. Verminderung	?
α 0,1 β 1,1 γ 42,6	?	keine Veränderung	keine Veränderung	keine Veränderung	?
2–3	keine Veränderung	keine Veränderung	Dosisverringerung 25%	Dosisverringerung 50%	? nicht dialysabel
15–20	45	keine Veränderung	Verminderung	Verminderung	wenig/gering dialysabel

Tabelle P-1. *Fortsetzung*

Substanz	orale Verfüg-barkeit %	Protein-bindung %	Vertei-lungs-volumen (l/kg)	Metabolismus/ Elimination
Nalidixinsäure	95	82–97	0,26–0,45	80% Leber-metabolismus zu inaktiven und aktiven Metaboliten 10–15% unver-ändert ausge-schieden
Naloxon	2	54	2–3	schnell meta-bolisierend via N-Dealkylation und Glukuro-nidation
Naproxen	99	99,7 (V-NI)	0,1–0,17 (E-NI)	Lebermetabolis-mus zu inak-tiven Metaboli-ten < 1% unverän-dert ausgeschie-den im Urin
Netilmicin	nur parenteral	< 10	0,18–0,25	90–97% unver-ändert ausge-schieden
Nifedipin	45	98	1,2	Niere: 0% Leber: 100%
Nitrofurantoin	gut/ variabel	20–60	0,3–0,7	50–70% meta-bolisiert bei Lebermetabolis-mus oder Kör-pergewebe 30–50% unver-ändert ausge-schieden

Halbwertzeit (h)		Dosierungsänderung bei Niereninsuffizienz (CrCl in ml/min)			Dialyseeffekt
normal	anephritisch	> 50	10–50	< 10	
6	21 (inaktive Metabolite)	keine Veränderung	vermeiden	vermeiden	?
1,0–1,5	?	keine Veränderung	keine Veränderung	keine Veränderung	?
10–18	keine Veränderung	keine Veränderung	keine Veränderung	keine Veränderung	nicht dialysabel
2,0–2,5	20–30	s. spezielle Angaben in den Beipackzetteln, Dosisreduzierung entsprechend der jeweiligen Nierenfunktion			dialysabel
2–4	3,8	keine Veränderung	keine Veränderung	keine Veränderung	?
0,3	1	keine Veränderung	vermeiden	vermeiden	?

P

Tabelle P-1. *Fortsetzung*

Substanz	orale Verfügbarkeit %	Proteinbindung %	Verteilungsvolumen (l/kg)	Metabolismus/ Elimination
Nitroglycerin	< 1 (p.o.) 38 (s.l.)	?	3,3	Lebermetabolismus zu Metaboliten mit minimaler Aktivität
Nitroprussid-Natrium	nur IV	0	0,2	Niere: 10% Leber: 90%, aktiver Thiocyanatmetabolit
Norfloxacin	30–40	10–15	2–3	30–48% unverändert ausgeschieden 10% metabolisiert zu 6 Metaboliten 30% ausgeschieden in Fäzes
Nortriptylin	variabel, First-pass-Metabolismus	93–95	17–27	intensiver Lebermetabolismus Nierenausscheidung: ≤ 5% unverändert und mehrere Metaboliten einige aktive Metaboliten
Oxacillin	33	85–94	0,19–0,41	Lebermetabolismus 50% zu aktiven Metaboliten 50% unverändert ausgeschieden

Halbwertzeit (h)		Dosierungsänderung bei Niereninsuffizienz (CrCl in ml/min)			Dialyseeffekt
normal	anephritisch	> 50	10–50	< 10	
2–4 min	2–4 min	keine Veränderung	keine Veränderung	keine Veränderung	?
0,1	0,1	keine Veränderung	keine Veränderung	? keine Veränderung	Thiocyanat-aktive Metaboliten: dialysabel
3,1–4,5	6,5–9,0	keine Veränderung	q 12–24 h	q 24 h	nicht dialysabel
12–56	?	keine Veränderung	keine Veränderung	keine Veränderung	nicht dialysabel keine Daten für Metaboliten
0,4–0,9	1	keine Veränderung	keine Veränderung	keine Veränderung	nicht dialysabel

P

Tabelle P-1. *Fortsetzung*

Substanz	orale Verfügbarkeit %	Proteinbindung %	Verteilungsvolumen (l/kg)	Metabolismus/ Elimination
Oxazepam	> 90	95–97 (V-NI)	0,6–1,0 (E-NI)	intensive Glukuronidkonjugation in der Leber
Paracetamol	70–90	0	0,9–1,0	Leberkonjugation oxidierte Metabolite sind hepatotoxisch 3% werden unverändert ausgeschieden
Penicillin G	15–30	45–65	0,9–2,1	Lebermetabolismus 19% 50% unverändert ausgeschieden
Pentamidin	nur parenteral	?	12	< 5% über die Niere in 24 h ausgeschieden
Pentazocin	47	60–70	5	Lebermetabolismus 2–15% unverändert ausgeschieden
Pentobarbital	100	66 (V-NI)	0,8	hepatische Hydroxylation < 1% unverändert ausgeschieden
Phenobarbital	100	48–59	0,6	Lebermetabolismus Nierenausscheidung: 10–40% unverändert und aktive Metabolite

Halbwertzeit (h)		Dosierungsänderung bei Nieren-insuffizienz (CrCl in ml/min)			Dialyse-effekt
normal	anephri-tisch	> 50	10–50	< 10	
4–25	24–91	q 8 h	q 8 h	q 8 h	nicht dialysabel
1,9–2,5	1,9–2,5	q 4–6 h	q 4–6 h	q 4–6 h	gering dialysabel
0,4–0,9	6–10	keine Veränderung	50–100% q 8–12 h	25–50% q 12 h	gering dialysabel 30–50 ml/min
6	?	keine Veränderung	keine Veränderung	100% q d bis jeden 2. d	?
2	?	keine Veränderung	Dosisverringerung 25%	Dosisverringerung 50%	?
18–48	27	q 8–24 h	q 8–24 h	q 8–24 h	wenig dialysabel
100	?	keine Veränderung	keine Veränderung	wenig verringern	gering dialysabel/dialysabel

P

Tabelle P-1. *Fortsetzung*

Substanz	orale Verfügbarkeit %	Proteinbindung %	Verteilungsvolumen (l/kg)	Metabolismus/ Elimination
Phenytoin	> 90	85–95 (V-NI, V-LI)	0,5–0,7 (E-NI)	Lebermetabolismus < 5% unverändert ausgeschieden 75% als p-HPPH-Metabolite
Pindolol	75	50	2,3	Niere: 40% Leber: 60%
Piperacillin	nur parenteral	16–22	0,2–0,47	50–60% unverändert ausgeschieden über die Niere bis zu 20–40% ausgeschieden in der Galle
Prazosin	57	97	0,6–1,1	Niere: 5% Leber: 95%
Prednisolon	85–99	70–95 (sättigbar)	0,3–0,7	primär Lebermetabolismus Nierenausscheidung von Metaboliten 7–15% unverändert ausgeschieden im Urin Konzentrationsabhängigkeit Kinetik

Halbwertzeit (h)		Dosierungsänderung bei Niereninsuffizienz (CrCl in ml/min)			Dialyseeffekt
normal	anephritisch	> 50	10–50	< 10	
10–30	6–10	keine Veränderung	keine Veränderung	keine Veränderung	nicht dialysabel
3–4	3–4	keine Veränderung	keine Veränderung	keine Veränderung	?
0,8–1,4	4–6	q 4–6 h	q 6–8 h	50–75% q 8 h	gering dialysabel
2,9	keine Veränderung	keine Veränderung	keine Veränderung	keine Veränderung	nicht dialysabel
2,2	keine Veränderung	keine Veränderung	keine Veränderung	keine Veränderung	wenig dialysabel

P

Tabelle P-1. *Fortsetzung*

Substanz	orale Verfügbarkeit %	Protein-bindung %	Vertei-lungs-volumen (l/kg)	Metabolismus/ Elimination
Primidon	100	< 20	0,6–0,9 (E-LI)	intensiver Metabolismus zu PEMA und Phenobarbital Primidon und PEMA unverändert ausgeschieden
Procainamid	75–95	15	1,7–2,3	Lebermetabolismus zu aktiven NAPA 50–60% unverändert ausgeschieden
Propafenon	13–55	85–95	3	Lebermetabolismus zu mehreren Metaboliten
Propanthelinbromid	50	?	?	Lebermetabolismus 17% unverändert ausgeschieden
Propranolol	36	88–95	2,9	Niere: 5% Leber: 95%
Propylthiouracil	50–90	80	0,3–0,4	Lebermetabolismus 1–3% unverändert ausgeschieden
Pyrvinium-embonat	schlecht	?	?	unbekannter Beitrag des Lebermetabolismus, ausgeschieden hauptsächlich in Fäzes < 1% unverändert ausgeschieden

Halbwertzeit (h)		Dosierungsänderung bei Nieren-insuffizienz (CrCl in ml/min)			Dialyse-effekt
normal	anephri-tisch	> 50	10–50	< 10	
6–17	?	keine Verände-rung	wenig ver-ringern	vermeiden	gering dialysabel
2,5–4,7 (NAPA: 6)	11–16 (NAPA: 42)	q 3–6 h	q 6–12 h	q 12–24 h	gering dialysabel
2–10 (12–32 PM)	keine Verände-rung	150–300 mg q 8 h	150 mg q 8 h	150 mg q 8–12 h	? evtl. nicht dialysabel
2,2–3,7	?	keine Verände-rung	keine Ver-änderung	? Vermin-derung	?
4	4	keine Verände-rung	keine Ver-änderung	keine Ver-änderung	nicht dialysabel
1–2	8,5	keine Verände-rung	Dosisver-ringerung 25 %	Dosisver-ringerung 50 %	?
?	?	keine Verände-rung	keine Ver-änderung	keine Ver-änderung	?

P

Tabelle P-1. *Fortsetzung*

Substanz	orale Verfügbarkeit %	Proteinbindung %	Verteilungsvolumen (l/kg)	Metabolismus/ Elimination
Ranitidin	52	15	0,8–1,1	70% unverändert ausgeschieden wenig Lebermetabolismus
Rifampicin	100 (First-pass-Metabolismus zu aktiven Metaboliten)	84–91	0,78–0,93	95% Lebermetabolismus zu aktiven Metaboliten 5–15% unverändert ausgeschieden
Salicylate	100	80–90 (V-NI)	0,2	umgewandelt zu Salicylsäure von peripheren Enzymen Lebermetabolismus von Salicylsäure
Spironolacton	unbekannt	98	14	intensiver Lebermetabolismus zu aktiven und inaktiven Metaboliten, teilweise ausgeschieden im Urin
Streptomycin	nur parenteral	35	0,26	95–97% unverändert ausgeschieden
Sulbactam	19–23	35–40	0,17–0,32	75–80% unverändert ausgeschieden < 10% ausgeschieden in der Galle

Halbwertzeit (h)		Dosierungsänderung bei Niereninsuffizienz (CrCl in ml/min)			Dialyseeffekt
normal	anephritisch	> 50	10–50	< 10	
1,4–2,7	7–8	300 mg abends	Dosisverringerung 25%	Dosisverringerung 50%	wenig dialysabel
2,3–3,0	3,1–5,0	keine Veränderung	keine Veränderung	keine Veränderung	? evtl. nicht dialysabel
2–20 (dosisabhängig)	keine Veränderung	q 4 h	q 4–6 h	vermeiden	dialysabel
1,6	?	keine Veränderung	vermeiden	vermeiden	?
2,5	110	q 24 h	q 24–48 h	q 48–96 h oder vermeiden	gering dialysabel/ dialysabel 17 ml/min
1,0–1,4	9–21	q 4–6 h	q 6–12 h	q 12–24 h	gering dialysabel

Tabelle P-1. *Fortsetzung*

Substanz	orale Verfügbarkeit %	Proteinbindung %	Verteilungsvolumen (l/kg)	Metabolismus/ Elimination
Sulindac	90	94 (V-NI)	2	Lebermetabolismus zu aktiven Sulfiden 20% unverändert ausgeschieden im Urin als Muttersubstanz und Metaboliten
Tamoxifen	20–30	?	?	intensiver Lebermetabolismus in aktive Metaboliten minimale Ausscheidung im Urin
Temazepam	> 80	96–98	1,3–1,5	intensive Konjugation zu inaktiven Metaboliten
Tetracyclin	77–80	20–67	1,3–1,6	48–70% unverändert ausgeschieden über die Niere < 30% ausgeschieden durch Leber/Galle/ Fäzes
Theophyllin	96	56 (V-LI)	0,3–0,7	Lebermetabolismus 13% ausgeschieden im Urin als unveränderte Substanz
Thiopental-Natrium	nur IV	84 (V-NI)	1,9 (E-NI)	Lebermetabolismus

Halbwertzeit (h)		Dosierungsänderung bei Nieren- insuffizienz (CrCl in ml/min)			Dialyse- effekt
normal	anephri- tisch	> 50	10–50	< 10	
17 (Mutter- substanz) 18 (Sulfi- de)	ver- längert	keine Verände- rung	keine Ver- änderung	Verminde- rung	?
α 7–14 β 7 d	?	keine Verände- rung	keine Ver- änderung	keine Ver- änderung	?
10–15	keine Verände- rung	q 12 h	q 12 h	q 12 h	?
6,0–15	33–80	q 6 h	vermeiden	vermeiden	wenig dialysabel
3–12	5–9	keine Verände- rung	keine Ver- änderung	keine Ver- änderung	dialysabel 90 ml/min
10	6–18	keine Verände- rung	keine Ver- änderung	Dosisver- ringerung 25%	?

P

Tabelle P-1. *Fortsetzung*

Substanz	orale Verfügbarkeit %	Proteinbindung %	Verteilungsvolumen (l/kg)	Metabolismus/ Elimination
Thiotepa	unvollständig (10–100 Absorption vom Gastrointestinaltrakt oder anderen Körperhöhlen)	0–10	1,5 stabiles Verteilungsvolumen (0,32 Verteilungsvolumen des zentralen Kompartments)	Lebermetabolismus Nierenausscheidung von Metaboliten
Ticarcillin	nur parenteral	45–65	0,14–0,22	Lebermetabolismus 15% 82–98% unverändert ausgeschieden
Timolol	50	10	2,1	Leber: 85% Niere: 15%
Tobramycin	nur parenteral	< 10	0,33	90–97% unverändert ausgeschieden
Tocainid	90	10	2,9–3,2	Leberumwandlung zu inaktiven Metaboliten 40% ausgeschieden im Urin
Triamteren	40–70	61	?	52% ausgeschieden im Urin als Muttersubstanz und aktive Metabolite

Halbwertzeit (h)		Dosierungsänderung bei Nieren-insuffizienz (CrCl in ml/min)			Dialyse-effekt
normal	anephri-tisch	> 50	10–50	< 10	
α 0,26 β 2,1	?	?	?	?	?
0,9–1,4	10–20	keine Verände-rung	50–75% q 6–8 h	50–75% q 12 h	gering dialysabel
3–4	4	keine Verände-rung	keine Ver-änderung	keine Ver-änderung	nicht dialysabel
2,5	33–70	s. spezielle Angaben in den Beipackzetteln, Dosisreduzierung entsprechend der jeweiligen Nierenfunktion			dialysabel 50–60 ml/min
14–16	22	q 8 h	q 8–12 h	q 12–24 h	wenig/gering dialysabel
4,2	? (aktive Metaboli-te: ver-längert)	keine Verände-rung	vermeiden	vermeiden	?

Tabelle P-1. *Fortsetzung*

Substanz	orale Verfügbarkeit %	Protein-bindung %	Vertei-lungs-volumen (l/kg)	Metabolismus/ Elimination
Triazolam	> 85	90	1,1	intensive Gluk-uronidkonjuga-tion zu wenig aktiven Meta-boliten
Trimethoprim	85–90	40–70	1–2	53–80% unver-ändert ausge-schieden 20–35% Leber-metabolismus
Valproinsäure	100	89–93 (V-NI, V-LI)	0,14–0,23 (E-NI, E-LI)	Lebermetabolis-mus Nierenausschei-dung: < 4% un-verändert, 70% als Metaboliten
Vancomycin	< 10	10–55	0,47–0,7	80–90% unver-ändert ausge-schieden 10–20% Leber-metabolismus
Verapamil	20	90	3,2–6,2	98% Leber-metabolismus
Vidarabin	nur parenteral	?	0,65	schnell desami-niert zu peri-pher aktivem ARA-HX 41–53% von ARA-HX ausge-schieden über die Niere

Halbwertzeit (h)		Dosierungsänderung bei Nieren-insuffizienz (CrCl in ml/min)			Dialyse-effekt
normal	anephri-tisch	> 50	10–50	< 10	
2,3–2,8	?	q 12 h	q 12 h	q 12 h	?
8–16	24–46	keine Verände-rung	q 12–24 h	q 24 h	wenig/gering dialysabel
6–16	?	keine Verände-rung	keine Ver-änderung	wenig ver-ringern	wenig dialysabel
4–9	129–190	s. spezielle Angaben in den Beipackzetteln, Dosisreduzierung entsprechend der jeweiligen Nierenfunktion			konven-tionelle Hämodia-lyse: nicht dialysabel HiFlux: gering dialysabel
2,7–5,8	keine Verände-rung	keine Verände-rung	keine Ver-änderung	Verminde-rung	nicht dialysabel
3,3	4,7	keine Verände-rung	Dosisver-ringerung	Dosisver-ringerung	gering dialysabel (ARA-HX-Meta-bolite)

P

Tabelle P-1. *Fortsetzung*

Substanz	orale Verfügbarkeit %	Proteinbindung %	Verteilungsvolumen (l/kg)	Metabolismus/ Elimination
Vinblastin	schlecht	80	1–15	Lebermetabolismus Nierenausscheidung: Muttersubstanz 20%, Metaboliten weniger Gallenausscheidung von Metaboliten primär
Vincristin	schlecht	40	1	70% ausgeschieden in Fäzes: Muttersubstanz 20–30%, Metabolit 40–50% 15% ausgeschieden im Urin
Warfarin	100	99 (V-NI)	0,11	Lebermetabolismus < 1% ausgeschieden im Urin als unveränderte Substanz und Metabolite
Zidovudin	52–75	34–38	1,4	74% Lebermetabolismus 14% unverändert ausgeschieden

Halbwertzeit (h)		Dosierungsänderung bei Nieren-insuffizienz (CrCl in ml/min)			Dialyse-effekt
normal	anephri-tisch	> 50	10–50	< 10	
α 0,1 β 1 γ 22–29	?	keine Veränderung	keine Veränderung	keine Veränderung	?
α 0,1 β 0,6 γ 23	?	keine Veränderung	keine Veränderung	keine Veränderung	?
37	30	keine Veränderung	keine Veränderung	keine Veränderung	? nicht dialysabel
0,78–2,9	keine Veränderung	keine Veränderung	keine Veränderung	? Verminderung	nicht dialysabel

P

Abkürzungen

α	=	initiale Phase
β	=	sekundäre oder terminale Phase
CrCl	=	Kreatininclearance
E-LI	=	erhöht in Patienten mit Leberinsuffizienz
EM	=	extensiver Metabolisierer
E-NI	=	erhöht in Patienten mit Niereninsuffizienz
γ	=	terminale Phase
GFR	=	glomeruläre Filtrationsrate
i.v.	=	intravenös
6-MP	=	6-Mercaptopurin
NAPA	=	N-Acetyl Procainamid
PEMA	=	Phenylethylmalonamid
PM	=	schlechter Metabolisierer
p.o.	=	per os
q	=	Verabreichungsintervall
s.l.	=	sublingual
V-LI	=	verringert in Patienten mit Leberinsuffizienz
V-NI	=	verringert in Patienten mit Niereninsuffizienz

Literatur

1. Aweeka, F. T.: Drug reference table. In: Schrier, R. W., J. G. Gambertoglio (eds.): Handbook of Drug Therapy in Liver and Kidney Disease. Little Brown, Boston 1991.

5. Betreuung des Patienten im Stadium der dekompensierten Niereninsuffizienz

- Ernährung in Abhängigkeit von der Restdiurese und dem Allgemeinzustand:
  - elektrolytbilanzierte, eiweißreduzierte Kost (etwa 0,5–0,8 g/kgKG/d)
  - hochkalorische, kohlenhydratreiche Ernährung ca. 50 kcal/kgKG/d

- Phosphatresorption aus der Nahrung vermeiden durch phosphatarme Kost und evtl. Gabe eines Phosphatbinders (s. Kap. P.3.7)
- Vitamin B (BVK®) und Eisen (Lösferron®-Brause-tabletten) substituieren

> Cave: Keine magnesiumhaltigen Antazida geben!

- Prophylaxe von Infektionen: Blasenkatheter bei be-wußtseinsklaren Patienten vermeiden.
- exakte Bilanz:
  - Einfuhr und Ausfuhr kontrollieren
  - Patienten täglich wiegen
- Shuntanlage
  - meist Cimino-Fistel, rechtzeitig anlegen (etwa 3 Wochen vor Einleitung einer Hämodialysebehand-lung)
  - Shuntkontrolle, Shuntpflege
  - bei Peritonealdialyse Implantation eines Tenckhoff-Katheters
- Dosierung von bestimmten Medikamenten (z. B. Dig-oxin, verschiedene Antibiotika) entsprechend der endogenen Kreatininclearance anpassen (s. Kap. P.4.)

6. Indikationen zur Einleitung einer Hämodialysebehandlung

P

- Zeichen der Urämie mit Störungen der Vitalfunktio-nen
- Harnstoff über 200 mg/dl; Kreatinin > 8 mg/dl (ab-hängig von der klinischen Symptomatik)

> Cave: Frühzeitige Dialysebehandlung anstreben, wenn eine Dialysebehandlung zu erwarten ist. Mög-lichst urämische Komplikationen vermeiden!

- urämische Perikarditis
- urämische Enzephalopathie
- Überwässerung (fluid lung) bei Oligo-Anurie
- therapierefraktäre Hyperkaliämie

- schwere metabolische Azidose
- therapieresistente Hypertonie
- transfusionsbedürftige renale Anämie

7. Therapie der Niereninsuffizienz im Kindesalter

Im Kindesalter ist die Wachstumsstörung die schwerwiegendste Folge der Niereninsuffizienz. Wachstumsrückstände sind höchstens teilweise aufzuholen. Die Behandlung verlangt die bestmögliche Korrektur aller pathogenetischen Faktoren des Minderwuchses.

- bei Salzverlustnephropathie, massiver Diuretikatherapie: Substitution von NaCl und/oder Kalium nach Bedarf
- bei Azidose:
  - Korrektur mit Bicarbonat
- Katabolismus beseitigen!
- bei renaler Osteopathie:
  - diätetische Phosphatsenkung, dann Calciumcarbonat 1–3 g
  - evtl. Aluminiumhydroxid 1–3 Tbl./d
  - prophylaktische Gabe von Vitamin D_3 3000 bis 5000 E/d, bei Einschränkung der Nierenfunktion auf unter 50% 1,25HO-Cholecalciferol 0,25 bis 0,50 µg, bei terminaler Niereninsuffizienz 1–2 µg
- Energiezufuhr: mindestens 80% der empfohlenen Kalorienaufnahme müssen gesichert sein. Nahrungsprotokolle und Diätberatung
- Eiweißzufuhr: Richtlinie 2 g hochwertiges Eiweiß/ 100 cal
- bei unausgeglichener Ernährung Multivitamin- und Eisenpräparate
- bei Anämie, Eisen- und Vitamin-B_{12}-Mangel: evtl. Erythropoetinbehandlung
- bei Minderwuchs bzw. verminderter Wachstumsgeschwindigkeit: nach Korrektur der o.g. Faktoren Behandlung mit Wachstumshormon

Q. Spezielle therapeutische Verfahren

1. Nierenersatzverfahren 241
2. Plasmapherese 243
3. Nierentransplantation 246

1. Nierenersatzverfahren

1.1 Hämodialyse

Indikation

Allen Patienten mit chronischer Niereninsuffizienz (ohne Altersgrenze), die damit in der Lage sind, ein für sie lebenswertes Leben zu führen, wird ein Dialyseverfahren vorgeschlagen. Absolute und relative Indikationen zur Dialyse sind in Tabelle Q-1 aufgeführt. Das Verfahren muß individuell gewählt werden.

> Cave: Bei Patienten mit akutem Nierenversagen frühzeitiger Beginn der Dialyse.

Tabelle Q-1. Absolute und relative Indikation zur Dialyse.

Absolut
- Perikarditis
- Diurese auch mit Diuretika unzureichend
- Zeichen der Urämie, wie Krämpfe, Polyneuritis

Relativ
- terminale Niereninsuffizienz (Serumkreatinin nicht < 6 mg%)
- transfusionsbedürftige Anämie
- Hyperkaliämie
- nicht ausreichend behandelbare arterielle Hypertonie
- morgendliches Erbrechen
- erhebliche metabolische Azidose

Später transplantiert werden sollten davon alle Patienten, für die keine Kontraindikation zu einer Nierentransplantation besteht (Tab. Q-2).

Tabelle Q-2. Absolute Kontraindikationen zur Nierentransplantation.

schwere Herzerkrankung (Herzinsuffizienz, koronare Herzkrankheit)

maligne Erkrankung < 2 Jahre nach kurativer Behandlung

angeborene oder erworbene Funktionsstörungen der Blase und der Urethra

Systemerkrankungen (z. B. Oxalose)

akute Infektion

akute Ulkuserkrankung

nicht beherrschbare Psychose

Drogenabhängigkeit

mangelnde Patientencompliance

Extrakorporales Nierenersatzverfahren entsprechend der konventionellen Hämodialyse, beruhend auf den Gesetzen der Diffusion, der Osmose und des konvektiven Stofftransports unter Verwendung von Natriumbicarbonat oder Natriumacetat als Puffer.

1.2 Hämofiltration

Kontinuierliches arterio-venöses (CAVH), veno-venöses (CVVH) oder intermittierendes Nierenersatzverfahren, das lediglich den Gesetzen des konvektiven Stofftransports unterliegt. Ein Ultrafiltrat wird durch eine Substitutionslösung ersetzt. Elimination aller Moleküle bis zu einem Molekulargewicht von < 40000 kDa.

Indikation
- intermittierend: terminale Niereninsuffizienz, insbesondere bei kreislauflabilen Patienten (entsprechend der Hämodialyse mit Bicarbonat als Puffer)
- kontinuierlich: akutes Nierenversagen auf Intensivstationen

1.3 Peritonealdialyse

Kontinuierliches (CAPD, CCPD) oder intermittierendes (IPD) intrakorporales Nierenersatzverfahren, das das Peritoneum als Dialysemembran benutzt.

Indikation
Alternativverfahren zur chronischen Hämodialyse, das bei noch bestehender Restdiurese gleichwertig eingesetzt wird.
- intermittierend: nur anzuwenden, falls kein anderes Verfahren möglich
- kontinuierlich: alte Patienten, Diabetiker, Patienten mit Shuntproblemen oder Heparinallergie

1.4 Hämoperfusion

Adsorption von Plasmabestandteilen (z. B. Toxine, Gifte) an dextranbeschichtete Holzkohle oder Kunstharz.

Indikation
Hat zur Zeit keine Bedeutung in der Behandlung der akuten oder chronischen Niereninsuffizienz.

2. Plasmapherese

Verfahren, bei dem u. a. zelluläre von plasmatischen Bestandteilen des Blutes getrennt werden können. Generell ist dies durch Differentialzentrifugation oder Membranplasmaseparation möglich.

2.1 Separation durch Zentrifugation

Erfolgt durch Einwirkung der Zentrifugalkräfte auf die einzelnen Blutkomponenten, die sich aufgrund unterschiedlicher spezifischer Dichten voneinander unterscheiden. Zelluläre Anteile werden vom Plasma sowohl kontinuierlich (z. B. Thrombozytenpräparationen) als auch intermittierend abgetrennt.

2.2 Membranplasmaseparation

Membranen zur Plasmaseparation haben eine obere Ausschlußgrenze, die bei etwa 3000–4000 kDa liegt (Durchtritt aller Plasmaproteine möglich, zelluläre Blutbestandteile können nicht hindurch). Das Filtrat wird in der Regel verworfen.

Es ist ein Gefäßzugang mit hohem Blutfluß nötig (gut ausgebildete periphere Vene, V. jugularis interna, V. femoralis) zur Anlage eines großlumigen Katheters (z. B. Shaldon-Katheter). Falls eine integrierte Single-needle-Einheit im Dialysegerät vorhanden ist, kann die Membranplasmaseparation über einen einzigen Gefäßzugang durchgeführt werden.

Indikation
S. Tab. Q-3.

Tabelle Q-3. Indikationen zur Plasmapherese.

---

rapid progressive Glomerulonephritis Typ I
Myasthenia gravis
Guillain-Barré-Syndrom
Eaton-Lambert-Syndrom
Kryoglobulinämie
Pemphigus vulgaris
homozygote familiäre Hypercholesterinämie Typ IIa
Hemmkörperhämophilie
Hyperviskositätssyndrom
thrombotisch-thrombozytopenische Purpura
Thyreotoxikose
akutes Leberversagen (Vorbereitung zur Lebertransplantation)

Zusätze
- Dosierung des im Regelfall gegebenen Heparins nach der aktivierten partiellen Thromboplastinzeit (APT). Kontrolle alle 15 min. Zu Beginn Bolusgabe von 2000–5000 IE Heparin über den „arteriellen" Schenkel des Schlauchsystems
- Substitution mit Eiweißen und Gerinnungsfaktoren abhängig von der Grundkrankheit und insbesondere von der Blutungsneigung des Patienten. Prinzipiell möglich ist: eine physiologische Elektrolytlösung, die Humanalbumin in einer Konzentration von 4–5%

enthält. Plasmaaustausch isovolumetrisch und isoon-
kotisch durchführen. Nur in der Behandlung von Erkrankungen mit erheblichen Gerinnungsstörungen
oder vermehrter Blutungsneigung bzw. Mangel eines
speziellen Faktors (thrombotisch-thrombozytopenische Purpura) erfolgt der Austausch gegen Frischplasma (FFP = fresh frozen plasma)

Cave: Risiko allergischer Reaktionen und Übertra-
gung von Viruskrankheiten besonders beim Austausch gegen FFP.

- routinemäßige Gabe von Immunglobulinen nach er-
  folgter Plasmaseparation nicht zwangsläufig notwendig. Nur bei schwerem Antikörpermangelsyndrom
  und infektiösen Erkrankungen sollte die Gabe von
  Immunglobulinen erwogen werden

Austauschmenge
Pro Einzelbehandlung 2–6 l des Plasmavolumens
austauschen (im Regelfall etwa 4,5 l Plasma gegen eine
5%ige Humanalbuminelektrolytlösung).

Häufigkeit
Anzahl der durchzuführenden Behandlungen primär
abhängig von der zugrundeliegenden Erkrankung. Bei
akuten Erkrankungen die Plasmapheresen in 2tägigem
Abstand bis zu einer Gesamtzahl von 6 durchführen. Bei
chronischen Erkrankungen, wie z.B. der homozygoten
familiären Hypercholesterinämie, wird die Apherese einmal wöchentlich bzw. in 14tägigem Abstand eingesetzt.

Komplikationen
Während und nach Plasmaseparation möglich. Die Ge-
samthäufigkeit schwankt je nach Angabe zwischen 4
und 23%.
- allergische Reaktionen meistens in Zusammenhang
  mit der verwendeten eiweißhaltigen Substitutionslösung. Fieber, Urtikaria, Schüttelfrost, Blutdruckabfäl-
  le und Hypokalzämien sind meist leichtere Komplikationen. Selten: toxisches Lungenödem, anaphylaktischer Schock

- Trotz Entfernung der Immunglobuline sind Infektionen nach Plasmapherese eher selten, gehäufter bei gleichzeitiger massiver medikamentöser immunsuppressiver Therapie
- Komplikationen durch Gefäßverletzungen aufgrund verbesserter Punktionstechniken heute selten
- Auflistung der häufigsten Komplikationen s. Tab. Q-4

Tabelle Q-4. Komplikationen der Plasmapherese.

allergische Reaktionen	1–12%
Hypokalzämie	2–9%
Hypotension	1–6%
Schüttelfrost	1–5%

Die Plasmapheresebehandlung ist bislang ein aufwendiges und kostspieliges Therapieverfahren. Deshalb sollte sie nur bei Erkrankungen zur Anwendung kommen, bei denen eine gesicherte Wirksamkeit bereits nachgewiesen wurde. Für eine Vielzahl von Erkrankungen, wie z. B. der akuten Nierentransplantatabstoßungskrise, der Lupus-Nephritis oder der idiopathischen, rapid progressiven Glomerulonephritis Typ II etc. trifft dies bislang noch nicht zu (Ergebnisse der kontrollierten klinischen Studien abwarten).

3. Nierentransplantation

Indikation
- jede dialysebedürftige terminale Niereninsuffizienz, bei Typ-I-Diabetes ggf. mit simultaner Pankreastransplantation
- kausaler Therapieansatz in Alternative zur Dialysebehandlung mit dem Operationsrisiko einer mittelgroßen Gefäßoperation, Notwendigkeit einer lebenslangen Immunsuppression
- *dringlich* nur bei fehlenden Dialysemöglichkeiten oder dramatischer Reduktion des Allgemeinzustands unter Dialyse

Kontraindikationen bzw. Risikofaktoren

- Alter: keine feste Grenze, biologisches Alter entscheidet
- Adipositas: 50% über Sollgewicht relative Kontraindikation
- Compliance:
  - mangelnde Compliance
  - erhebliche zerebrovaskuläre Vorschäden, falls geregelte Selbstüberwachung und Medikamenteneinnahme nicht gewährleistet
- Infektionen:
  - Infektherde (Zahnstatus, HNO- und obere Luftwege, Gallesystem) sanieren!
  - floride Infektionen mit systemischen Auswirkungen oder fehlender Sanierbarkeit (Tbc, Hepatitis, Osteomyelitis)
- kardiovaskuläre Vorschäden:
  - Ausschluß oder Klassifikation erforderlich, ggf. Indikation zum aortokoronaren Bypass vor Transplantation
  - schwerste Arteriosklerose der Iliakalgefäße
  - Z. n. tiefen Beckenvenenthrombosen
- pulmonale Vorschäden:
  - bei Z. n. Tbc postoperativ tuberkulostatische Prophylaxe
  - schwere restriktive und obstruktive Funktionseinschränkungen
- maligne Neubildungen in der Vorgeschichte:
  - wenn nicht kurativ behandelt, absolute Kontraindikation
  - rezidivfreies Intervall von 2 Jahren erforderlich, bei Mammakarzinomen 5 Jahre
- Urininkontinenz: relative Kontraindikation, u.U. urologische Voroperationen mit Bildung einer Dünndarmblase oder regelmäßige postoperative Katheterisierungen erforderlich
- Ulkusanamnese:
  - suffiziente postoperative Prophylaxe notwendig
  - bei floridem Ulkus kontraindiziert

Erforderliche Voruntersuchungen

- bei Aufnahme auf die Warteliste:
  - Abklärung der Risikofaktoren (s.o.), der allgemeinen psychischen und sozialen Situation

- HLA-Typisierung, Antikörperstatus, bakteriologischer und virologischer Status (Abstriche, CMV-Status, Hepatitisausschluß), Laborstatus
- Abklärung des Bein- und Beckenvenengefäßstatus und der urologischen Ausgangssituation (Diurese, Restharn, Reflux, Miktionshindernisse)
- während der Wartezeit (im Mittel 2–3 Jahre): Kontrolle der klassifizierten Risikofaktoren
- bei vorliegendem Organangebot: Untersuchung auf Operabilität und floride Infektion

Möglichkeiten der allogenen Nierentransplantation
- Lebendtransplantation mit Niere eines Verwandten (in Deutschland extrem selten, in skandinavischen Ländern sehr viel häufiger)
  - intensivierte Voruntersuchung des Spenders (Operabilität, Risikofaktoren, seitengleiche Nierenfunktion, anatomische Voraussetzungen, z. B. arterielle Mehrfachversorgung einer Niere)
  - freie Willensentscheidung von Spender und Empfänger nach umfassender Aufklärung
  - immunologische Voraussetzungen mit HLA-Match, mixed lymphocyte culture, ggf. Durchführung spenderspezifischer Transfusionen
- Leichennierentransplantation: zentrale Registration und Organvergabe über EuroTransplant (Leiden, NL), Beneluxstaaten, BRD und Österreich umfassend

- Operationstechnik:
  - ggf. vor Transplantation Nephrektomie einer eigenen Niere wegen Infektrisiko (höhergradigem Reflux oder Platzmangel bei beidseitig großen Zystennieren)
  - Präparation der Spenderniere, ggf. Nachperfusion mit der zur Organkonservierung (max. 48 h) verwandten Perfusionslösung (EuroCollins, HTK oder UW)
  - Transplantation in die kontralaterale Fossa iliaca mit bogenförmigem Hautschnitt im lateralen Unterbauch
  - Durchtrennung der Externusaponeurose, der schrägen Bauchmuskulatur und der Transversalisfaszie
  - Abschieben des Peritonealsacks und Freilegung des Retroperitoneums unter Durchtrennung der epigastrischen Gefäße und (weiblich) des Lig. rotundum bzw. (männlich) Mobilisation und Anschlingen des Samenstrangs

- Freipräparation der Iliakalgefäße unter Durchtrennung von Lymphgefäßen zwischen Ligaturen und Anastomosierung der A. renalis auf einem Aortenpatch sowie der V. renalis mit End-zu-Seit-Anastomosen (ggf. z.B. bei Lebendspende arterielle End-zu-End-Anastomose der A. renalis auf die durchtrennte und nach distal umstochene A. iliaca interna)
- Anastomosierung des Ureters unter Durchzug durch die Blasenwand nach Blaseneröffnung (nach Politano-Leadbetter) bzw. nach Auffüllung der Blase über einen liegenden Blasenkatheter in der modifizierten Form nach Gregoir
- nach Wundabstrichen bzw. Blasenabstrich zur bakteriologischen Untersuchung sowie nach Legen von tiefen und oberflächlichen Drainagen schichtweiser Wundverschluß mit Muskelnähten (fortlaufend), (Einzelknopf-) Fasziennähten und Hautnaht
- präoperativ beginnende Antibiotikaprophylaxe und Immunsuppression mit Azathioprin (Imurek®) 5 mg/kgKG, vor Reperfusion 250 mg Solu-Decortin® mit erneuter Gabe 6 h später und postoperativem Beginn meist oral mit Ciclosporin A (Sandimmun®)

Nachfolgende medikamentöse Therapie

- Basisimmunsuppression: erforderlich zur Kompensation der genetischen Differenz zwischen Spender und Empfänger
  - Medikamente: Prednisolon (Decortin® H), Azathioprin (Imurek®), Ciclosporin A (Sandimmun®), Antithymozyten- bzw. Antilymphozytenglobulin (Pressimmun®)
  - Minimierung unerwünschter Nebenwirkungen und Risiken durch Kombination mit additiver Wirkung
- Wirkung, Nebenwirkung und Dosierung:
  - Prednisolon:
    Wirkung: ausgeprägte Lymphozyten- und Monozytenreduktion, schnelle Syntheseinhibition von Interleukin 1 sowie Störung der Synthese und Sekretion von Interleukin 6 durch Hemmung der Transkription, Hemmung der Prostaglandinsynthese
    Nebenwirkung: Wasser- und Natriumretention, Appetitsteigerung, Psychosen, Hyperglykämie, verminderte Resistenz gegenüber Infekten, peptisches Ulkus, Steroid-Diabetes, Akne, aseptische Knochennekrose, Glaukom, Katarakt

Dosierung: initial 250 mg i.v. bei Gefäßanschluß, 250 mg i.v. 6 h später, postoperativ in fallender Dosierung bis 30 mg Decortin® H oral nach 1 Woche, 15 mg nach 3 Monaten, 5 mg/d nach 1 Jahr

- Azathioprin:
  Wirkung: Antimetabolit des Purinstoffwechsels, Störung der DNA- und RNA-Neubildung, antiproliferativ für Lymphozyten
  Nebenwirkung: Verminderung der Infektresistenz, knochenmarkstoxisch mit Granulozytopenie und Thrombozytopenie, Hepatotoxizität

---

Cave: Azathioprin in Kombination mit Allopurinol

Dosierung: in Abhängigkeit von der Leukozytenzahl (> 3000) im peripheren Blut 2–3 mg/kgKG i.v. oder p.o.

- Ciclosporin A:
  Wirkung: Hemmung der T-Zelldifferenzierung über die Störung der Interleukin-2-Bildung in T-Helferzellen, Inaktivierung von Calmodulin und Cyclophilin, bei geringem Effekt auf B-Lymphozyten wird die T-Zell-unabhängige antikörpervermittelte Immunität beeinflußt. Störung der Interleukin-1-Synthese durch Makrophagen sowie der Interleukin-3- und Gamma-Interferon-Synthese
  Nebenwirkung: Cholestase, Nephrotoxizität, Hypertrichose, Gingivahyperplasie, Neurotoxizität, Verminderung der Infektresistenz, insbesondere gegenüber Viren
  Dosierung: nach Vollblutspiegel unter Berücksichtigung teils immunsuppressiv wirksamer, teils toxischer Metabolite, initial i.v. 1–3 mg/kgKG oder oral 6–8 mg/kgKG (Vollblutkonzentration 80–150 ng/ml)

• immunsuppressive Kombinationen:
  - CyA, CyA-Prednisolon, CyA-Prednisolon-Azathioprin, CyA-Prednisolon-Azathioprin-ATG: durch Kombinationstherapien keine signifikante Verbesserung der Funktionsraten, jedoch Reduktion der Nephrotoxizität mit verbesserter initialer Trans-

plantatfunktion, z.T. geringere Infektrate, Möglichkeit einer individualisierten Immunsuppression

Postoperative Komplikationen

Akutes Nierenversagen (s. Kap. A.1.)
Abhängig von Organqualität, Spenderkonditionierung, Ischämiezeit.
- Therapie: Intermittierend Dialysebehandlung

Nachblutung
- Diagnostische Hinweise
  - Draininhalt
  - Hb, Leukozyten, Thrombozyten
  - Sonographie
  - Kreuzschmerzen
- Therapie
  - ggf. FFP, Presomen® zur Verkürzung der Blutungszeit
  - ggf. Revision mit chirurgischer Blutstillung

Blasenleckage
- Diagnostische Hinweise
  - Schmerzen
  - Kreatinin in der Drainageflüssigkeit
  - sonographischer Flüssigkeitssaum um die Niere
- Therapie: Revision, Ureterschienung mit transvesikal ausgeleitetem J-Katheter oder Double-J-Katheter

Thrombose
- Diagnostische Hinweise
  - Diureseabnahme
  - bei venöser Thrombose Größenzunahme des Transplantats und Proteinurie
  - Doppler-Sonographie
  - Angiographie
  - Szintigraphie
- Therapie
  - selbst bei früher Revision und Thrombektomie meist mit schlechter Prognose für das Transplantat behaftet
  - ggf. Transplantektomie

Q

Wundinfektion
- Diagnostische Hinweise
  - Fieber
  - Schmerzen über dem Transplantat, Rötung, Überwärmung und Schwellung der Haut
  - sonographisch echoheterogener Verhalt
  - Abstrichergebnis intraoperativ oder aus Drainagen
  - Funktionsverschlechterung
- Therapie: Dringende Indikation zur Wunderöffnung und Drainage, mit offener Wundbehandlung, ggf. auch freiliegendem Transplantat, Saug-Spülbehandlung, antibiotische Behandlung

Lymphozele
- Diagnostische Hinweise: Sonographisch echoarme Raumforderung ohne klinische Symptome
- Therapie
  - wenn gut drainiert, oft spontane Rückbildung
  - kleinere Lymphozelen ohne therapeutische Konsequenz
  - größere Lymphozelen können zum Peritonealraum gefenstert werden, ggf. auch endoskopisch

Niereninfarkt
- Diagnostische Hinweise
  - Schmerzen
  - subfebrile Temperaturen
  - Funktionsverschlechterung
  - szintigraphischer Perfusionsausfall
- Therapie: Konservativ unter sorgfältiger Kontrolle aufgrund der Differentialdiagnose Infekt und Abstoßung

Ureterstenose
- Diagnostische Hinweise
  - Kreatininanstieg
  - sonographisch Zeichen des Harnstaus
- Therapie
  - akut: transkutane Nierenbeckenfistelung
  - langfristig: entweder Ureterschienung oder Neueinpflanzung des Ureters in die Blase

Abstoßung
- Diagnostische Hinweise
  - Funktionsverschlechterung
  - subfebrile Temperaturen
  - Abnahme der Harnkonzentration
  - Erhöhung der Fibrinspaltprodukte
  - szintigraphische Verschlechterung der Durchblutung
  - sonographisch Größenzunahme des Transplantats und Unschärfe der Mark-Rinden-Grenze
  - bioptische Sicherung der Diagnose
- Therapie
  S. Kap. A.6.

Viraler Infekt (z. B. CMV-Infekt)
Mögliche Reaktivierung bei IgG-positivem Empfänger oder Infektion bei IgG-positivem Spender.
- Diagnostische Hinweise
  - Fieber
  - Kreatininanstieg
  - Leukopenie
  - Verschlechterung des Allgemeinzustands mit katarrhalischen oder gastrointestinalen Symptomen
  - Nachweis des early antigen
  - PCR
- Therapie
  - Ganciclovir (Cymeven®) 2×5 mg/kgKG/d
  - Aciclovir (Zovirax®) 3×5 mg/kgKG/d
  - symptomatisch

Prognose
- 1-Jahres-Transplantatfunktionsrate von 80–90%
- 1-Jahres-Patientenüberlebensrate von über 95%
- 5-Jahres-Transplantatfunktionsrate in Abhängigkeit vom HLA-Match zwischen 50–70%
- Zweit- oder Mehrfachtransplantationen ohne Verschlechterung der prognostischen Aussichten technisch möglich

R. Spezielle therapeutische Probleme

1. Nierenerkrankungen während der Schwangerschaft 255
2. Vorbereitung zur Operation und Anästhesie bei
   Patienten mit Niereninsuffizienz 262

1. Nierenerkrankungen während der Schwangerschaft

1.1 Schwangerschaftsnephropathie, EPH-Gestose

1.1.1 Präeklampsie, Eklampsie

Während oder unmittelbar nach der Schwangerschaft auftretende Systemerkrankung, die sich klinisch mit Hypertonie und Proteinurie manifestiert, wobei die schwangerschaftsinduzierte Hypertonie und Proteinurie von den essentiellen und sekundären Hypertonieformen während der Schwangerschaft (Pfropfgestose) abgegrenzt werden muß.

Einteilung (nach einem Vorschlag der International Society for the Study of Hypertension in Pregnancy [ISSHP] 1986):

- Gestationshypertonie: $RR_{dia.} \geq 90$ mmHg ohne Proteinurie nach der 20. Schwangerschaftswoche (SSW) bei einer vorher und 6 Wochen post partum (p.p.) normotensiven Frau
- schwangerschaftsproteinurische Gestationshypertonie (Präeklampsie): Hypertonie und Proteinurie nach der 20. SSW bei einer vorher und 6 Wochen p.p. normotensiven Frau
- Eklampsie: Während der Schwangerschaft einschließlich 48 h p.p. klonisch-tonische Krämpfe auf dem Boden einer Gestationshypertonie oder Eklampsie, seltener einer Pfropfgestose. Die Krämpfe dürfen nicht durch ein zentrales Krampfleiden ausgelöst worden sein

R

- Proteinurie in graviditate: Eiweißausscheidung > 300 mg/24 h oder im Spontanurin > 1,0 g/l
- chronische Hypertonie mit Pfropfgestose oder ohne Pfropfgestose:
  Häufig essentielle Hypertonie, sekundäre Hypertonie mit renaler Ursache. Phäochromozytom führt zur hochgradigen Gefährdung der Schwangeren. Eine präexistierende chronische Hypertonie führt während der Schwangerschaft in 50% der Fälle zu einer Pfropfgestose, deren Schweregrad mit jeder folgenden Schwangerschaft zunimmt und den Hochdruck verschlimmert. Liegt eine proliferative Glomerulonephritis als Ursache der Hypertonie vor, muß mit einer raschen Verschlechterung der Nierenfunktion gerechnet werden.

Symptome
- RR > 140/90 mmHg pathologisch (erhöhte Krampfbereitschaft!)
- $RR_{sys.}$ > 170 mmHg oder $RR_{dia.}$ > 110 mmHg zeigen die Gefahr einer Eklampsie an
- Proteinurie > 300 mg/24 h oder $\geq$ 1 g/l im Spontanurin
- exzessive Gewichtszunahme (> 500 g Woche)
- generalisierte Ödeme
- Augenhintergrund: Gefäßspasmen, Netzhautödem, Eiweißexsudate
- evtl. Ohrensausen, Augenflimmern, Kopfschmerzen, Erbrechen, gesteigerte Patellarsehnenreflexe
- bei Eklampsie zusätzlich: tonisch-klonische Krämpfe, gefolgt von stuporöser Phase, evtl. akute Psychose
- die Gestose bei Primapara hat in der Regel keine anhaltende Blutdruckerhöhung nach der Schwangerschaft zur Folge.

Diagnostik
- keine zuverlässigen und einfach durchzuführenden Früherkennungsmethoden!
- sorgfältige Schwangerschaftsvorsorge (Anamnese und körperliche Untersuchung)
- Warnzeichen: Harnsäure > 360 µmol/l (6 mg/dl)
- glomeruläre Proteinurie (SDS-PAGE) in der 24.–30. SSW

Therapie
- bei RR 140–160/90–100 mmHg:
  - Bettruhe und Beobachtung (tägliche RR-Kontrolle)
  - noch keine antihypertensive Medikation
- bei RR > 160/> 100 mmHg:
  - Krankenhauseinweisung
  - sorgfältige mütterliche und fetale Überwachung
- Prophylaxe der Gestationshypertonie/Präeklampsie:
  - Acetylsalicylsäure (ASS®, Aspirin®) 1×60–100 mg (5 Tage vor Entbindung absetzen)
- bei chronischer Hypertonie:

> Cave: Beta-Rezeptorenblocker sind die einzigen Antihypertensiva, bei denen eine prophylaktische Wirkung auf die Pfropfgestose nachgewiesen wurde.
> Der Einsatz von Diuretika in der Schwangerschaft kann das bei der Präeklampsie bereits verminderte Plasmavolumen weiter vermindern und die uteroplazentare Durchblutung beeinträchtigen.

- antihypertensive Therapie (alle Formen des Schwangerschafts-Hochdrucks):
  - Metoprolol (Beloc®, Lopresor®) 2×100–200 mg
  - Methyldopa (Presinol®) 4×0,5–3 g
  - Dihydralazin (Nepresol®) 3×12,5–25 mg
  - Clonidin (Catapresan®) 4×0,2–2 mg
  - Prazosin (Minipress®) 4×2–20 mg
- bei hypertoner Krise:
  - Dihydralazin (Nepresol®) 12,5–25 mg i.v. bei Bedarf alle 3 h wiederholen oder
  - falls Dihydralazin versagt und das Leben der Mutter in Gefahr ist, Diazoxid (Hypertonalum®) 5 mg/kgKG i.v. (Nebenwirkung: Geburtsstillstand und neonatale Hyperglykämie)
- bei Hyperreflexie oder Krämpfen:
  - falls Nierenfunktion normal, Magnesiumascorbinat oder -sulphat 4–6 g i.v. als Dauerinfusion (1 g/h) (Muskeleigenreflexe und Magnesiumkonzentration im Serum kontrollieren, toxische Konzentration 12–15 mval/l)
  - sonst Diazepam (Valium®) 2–4 mg/h i.v.

R

Cave: Kontraindiziert sind Kalziumantagonisten, unselektive Beta-Rezeptorenblocker, Reserpin, Ganglienblocker, Diazoxid, ACE-Hemmer (Diuretika)!

1.1.2 HELLP-Syndrom

Schwere Komplikation der Präeklampsie mit Hämolyse (H), erhöhten Leberenzymen (EL), verminderter Thrombozytenzahl (low platelets = LP) durch segmentale Vasospasmen und Endothelläsionen durch Ungleichgewicht von Thromboxan A_2 und Prostazyklin, Thrombozytenaggregation und Hämolyse mit spontaner Besserung nach Geburt.
1 Erkrankung auf 150–300 Geburten.

Symptome
Rechtsseitige Oberbauch- und epigastrische Schmerzen infolge Einblutung in die Leber.

Diagnostik
- Labor: ASAT (GOT) ↑, ALAT (GPT) ↑, in 50% der Fälle Bilirubin ↑, Elektrolytveränderungen, Thrombozyten < 100 000/mm³, normale Gerinnungsparameter

Therapie
- sofortige Geburtseinleitung
- evtl. zusätzlich Thrombozytengabe

1.2 Pyelonephritis

Symptome
- Fieber, Schüttelfrost
- Flankenschmerz
- Nierenklopfschmerz
- Harndrang
- Dysurie
- Übelkeit und Erbrechen

Diagnostik
- Urin: Bakteriurie, Leukozyturie, Leukozytenzylinder, Nierenepithelien, α_1-Mikroglobulin erhöht

- Urinkultur (> 10^5 Keime/ml Urin)
- Serum-Kreatinin erhöht
- endogene Kreatininclearance erniedrigt
- Sonographie: kongenitale Harntraktanomalien, Abflußbehinderung, Nephrolithiasis

Therapie
- Ampicillin (Amblosin®) (2–)3–4 g/d
- Amoxicillin und Clavulansäure (Augmentan®) 3×1 Tbl./d
- Cefaclor (Panoral®) 1,5–2(–4) g/d
- Cefadroxil (Bidocef®) 2–4 g/d
- Cefalexin (Oracef®) 1–4 g/d

> Cave: Kontraindiziert in der Schwangerschaft sind Tetrazykline, Kanamycin, Streptomycin, Chinolone, Sulfonamide!
> Nur im 1. und 2. Trimenon erlaubt ist Co-trimoxazol (Mittel der 2. Wahl)!

1.3 Glomerulonephritis

1.3.1 Akute, endokapilläre Glomerulonephritis

Selten: Inzidenz 1:40000 Schwangerschaften.
Gefährdet Leben von Mutter und Kind (perinatale Mortalität > 50%)!

Diagnostik
Hämaturie und AST ↑

Therapie
S. Kap. C.2.

1.3.2 Chronisch verlaufende Glomerulonephritiden

Glomeruläre Minimalläsion (Minimal-Change-Nephropathie), mesangioproliferative Glomerulonephritis. Bei normaler bis gering eingeschränkter Nierenfunktion keine Beeinträchtigung der Fertilität. Bei fehlender Hypertonie kann die Schwangerschaft komplikationslos verlaufen, das Gesamtrisiko ist um ca. $1/3$ erhöht. Fetales Risiko ist weniger vom Typ der Glomerulonephritis abhängig als von Risikofaktoren wie Hypertonie, Proteinurie, Niereninsuffizienz (S-Kreatinin > 175 μmol/l [2 mg/dl], Kreatininclearance < 60 ml/min). Eine Schwangerschaft hat keinen Einfluß auf den Verlauf der primären Glomerulonephritiden. Bei Auftreten einer Hypertonie während der Schwangerschaft in der Regel Verschlechterung der Nierenfunktion. Bei nephrotischem Syndrom keine Häufung thromboembolischer oder infektiöser Komplikationen.

> Cave: Zurückhaltung in der Indikationsstellung zur Nierenbiopsie, da keine differenzierte Therapie möglich.

1.3.3 Lupus-Nephritis

Normale Fertilität bei uneingeschränkter Nierenfunktion (daher zuverlässige Kontrazeption bei immunsuppressiver Therapie!). Niereninsuffizienz und Hypertonie erhöhen im Gegensatz zur Proteinurie das Risiko des intrauterinen Fruchttods. Risiko einer persistierenden Nierenfunktionsverschlechterung < 10%. Schwangerschaft soll im inaktiven Stadium des Lupus geplant werden.

> Cave: Hydralazin ist kontraindiziert (lupusähnliches Krankheitsbild!)

1.3.4 Diabetische Nephropathie

In der Regel gibt es keine Verschlechterung einer vorbestehenden diabetischen Nephropathie, aber ein dreifach erhöhtes Präeklampsierisiko.

1.4 Akutes Nierenversagen

Ursachen
- septischer Abort in der 1. Schwangerschaftshälfte

- Eklampsie und vorzeitige Plazentalösung in der 2. Schwangerschaftshälfte
- atonische Nachblutung postpartal
- HELLP-Syndrom
- akute Fettleber
- postpartales Nierenversagen: Tage bis Wochen nach der Entbindung, respiratorische und gastrointestinale Komplikationen, bei ca. $3/4$ der Patientinnen mikroangiopathische hämolytische Anämie und Thrombozytopenie (hämolytisch urämisches Syndrom = HUS → G.7.) Mortalität ca. 60%

Therapie
S. Kap. A.1.

1.5 Schwangerschaften unter Hämodialysetherapie oder nach Nierentransplantation

Vereinzelt wird von Schwangerschaften unter chronischer Hämodialysetherapie, häufiger nach Nierentransplantationen berichtet. Während viele Patientinnen mit schwerer Niereninsuffizienz amenorrhoisch sind, scheint die Nierentransplantation wieder zu normalen Menstruationszyklen zu führen. Wegen der immunsuppressiven Therapie und der möglichen Verschlechterung der Transplantatfunktion sollte eine Schwangerschaft nach Möglichkeit vermieden werden.

Voraussetzungen für eine Schwangerschaft nach einer Nierentransplantation:
- stabile Nierenfunktion für 18–24 Monate nach Transplantation
- keine Hypertonie, keine Proteinurie
- keine Azotämie
- Prednison ≤ 15 mg/d, kein Azathioprin
- kein Nachweis einer Nierenbeckenkelchdilatation

2. Vorbereitung zur Operation und Anästhesie bei Patienten mit Niereninsuffizienz

Präoperative Vorbereitungen
- Diagnostik
  - Blutbild
  - Serumelektrolyte, Kreatinin und Harnstoff, Quick, PTT, Blutungszeit nach White, Gerinnungszeit (nach Beendigung der Operation wiederholen)
  - Blutgasanalyse
  - EKG
  - Röntgenaufnahme des Thorax
- zusätzliche Maßnahmen
  - Korrektur der Wasser- und Elektrolytstörung
  - bei ausgeprägter metabolischer Azidose vorsichtige Korrektur des Basendefizits bis auf –5 bis –6 mmol/l
  - Blasenkatheter zur stündlichen Bestimmung der Urinausscheidung bei erhaltener Restdiurese

Medikamente
- Lipophile Medikamente (Barbiturate, Etomidat, Ketamin, Droperidol, Opiate, Lokalanästhetika) brauchen in ihrer Dosis nicht an die Niereninsuffizienz angepaßt werden, da ihre Ausscheidung über eine vermehrte kompensatorische hepatische Elimination geschieht. *Ausnahme:* Diazepam wird zu Oxazepam metabolisiert, das zum größeren Teil renal eliminiert wird.
- Inhalationsnarkotika sind grundsätzlich verwendbar, vermindern aber die renale Durchblutung, die GFR und damit die Urinausscheidung. Bei halogenierten Kohlenwasserstoffen (z.B. Enfluran, Methoxyfluran) sollten Mehrfachnarkosen vermieden werden, da Fluorid über die Nieren ausgeschieden wird (Methoxyfluran führt zur direkten tubulären Schädigung mit Polyurie).
- Hydrophile Medikamente (z.B. nicht-depolarisierende Muskelrelaxanzien wie Gallamin und Metocurin) werden hauptsächlich renal eliminiert und müssen deshalb in ihrer Dosierung angepaßt werden. Bei niereninsuffizienten Patienten kann es aber auch

paradoxerweise zu einem vermehrten Bedarf an nicht-
depolarisierenden Muskelrelaxanzien kommen.

Bluttransfusionen

Wegen der Gefahr des interstitiellen Lungenödems (fluid
lung) muß auf eine sorgfältige Flüssigkeits- und Elektro-
lytbilanz (Herzrhythmusstörungen durch Hyperkaliämie)
geachtet werden. Der Patient ist an seine metabolische
Azidose und renale Anämie in der Regel gut adaptiert.
Bluttransfusionen sollten, wenn möglich, vermieden werden. Ist eine Transfusion notwendig (Hb < 6 g/dl), sollten gewaschene Leukozyten- und Thrombozyten-arme
Erythrozytenkonzentrate gegeben werden. Im Falle eines
elektiven Eingriffes empfiehlt sich der Einsatz von
Erythropoetin (Recormon®), um die Hämoglobinkonzen-
tration präoperativ optimal einzustellen.

R

Medikamentenverzeichnis

A

Acebutolol 178–179
ACE-Hemmer 44, 88–90, 93, 95, 104
Acetazolamid 131
Acetolyt® s. Hexakalzium-Hexanatrium-Heptazitrat-Hydratkomplex
Acetylsalicylsäure 42, 44–45, 59, 79, 257
Aciclovir 73, 178–179, 253
Actinomycin D 165
Adalat® s. Nifedipin
Adriamycin 77, 164–165
Äthylalkohol 82
Akrinor® 15
Alfacalcidol 123
Allopurinol 64, 70, 107, 159, 178–179
Alpha-Rezeptorenblocker 89–90
Alt-Insulin 6, 113
Aluminiumhydroxid 7, 172, 240
Amantadin 178–179
Amblosin® s. Ampicillin
Amikacin 71, 178–179
Amilorid 178–179
e-Aminocapronsäure 60
Aminoglutethimid 178–179
Aminoglykoside 70–71
Amiodaron 180–181
Amoxicillin 145, 150, 180–181, 259
Amphetamine 70
Amphotericin B 72, 149, 180–181
Ampicillin 64, 147, 180–181, 259
Amrinon 180–181
Amuno® s. Indometacin
Analgetika 70, 79
Anti-Phosphat® s. Aluminiumhydroxid
Antibiotika 7, 64
Antikoagulanzien 64
Antikörper
– monoklonale 26
– polyklonale 25
Antikonvulsiva 64, 70
Antilymphozytenglobulin 249
Antiöstrogene 163
Antiphlogistika, nicht-steroidale 56
Antithymozytenglobulin 249
Anturan® s. Sulfinpyrazon
L-Asparaginase 210–211
Aspirin® s. Acetylsalicylsäure
ASS-ratiopharm® s. Acetylsalicylsäure
Atenolol 91, 180–181

ATG s. Antikörper, polyklonale
Augmentan® s. Clavulansäure
Azapropazon 108
Azathioprin 53, 64, 180–181, 249–250
Azlocillin 182–183
Aztreonam 182–183

B

Bacampicillin 182–183
Bactrim® s. Sulfamethoxazol-Trimethoprim
Baralgin® 13
Beloc® s. Metoprolol
Benzbromaron 106
Beta-Rezeptorenblocker 88–90, 95, 104
Bicarbonat 19, 57, 76, 106, 140, 240
Bidocef® s. Cefadroxil
Bleomycin 182–183
Bromocriptin 182–183
BVK® s. Vitamin B

C

Calci-Gry® s. Calciumcarbonat
Calcidol s. Alfacalcidol
Calcitonin 102, 121
Calcitriol 139, 176
Calcium 172
Calciumacetat 173
Calciumacetat-Nefro® s. Calciumacetat
Calciumcarbonat 173, 240
Calciumcitrat 106, 173
Calciumcitrat-Nefro® s. Calciumcitrat
Calciumglukonat 6, 113, 122, 124, 170
Calciumsalz 169
Calcium-Sandoz® forte 122
Captopril 64, 70, 91, 182–183
Carbamazepin 184–185
Carbenicillin 184–185
Carboplatin 184–185
Carmustin 76
Catapresan® s. Clonidin
CCl₄ s. Tetrahydrochlorkohlenstoff
Cefaclor 184–185, 259
Cefadroxil 184–185, 259
Cefalexin 150, 184–185, 259
Cefalotin 64, 186–187
Cefamandol 184–185
Cefazolin 186–187
Cefixim 150, 186–187
Cefoperazon 186–187

Cefotaxim 186–187
Cefotetan 188–189
Cefoxitin 188–189
Ceftazidim 188–189
Ceftizoxim 188–189
Cefuroxim 188–189
Cephaclor 150
Cephalosporine 64, 70, **71**
CHCl₃ s. Chloroform
Chemotherapeutika 70, 75
Chinidin 188–189
Chloralhydrat 190–191
Chlorambucil 41–43, 101, 164
Chloramphenicol 190–191
Chlordiazepoxid 190–191
Chloroform 78
Chloroquin 190–191
Chlorpromazin 190–191
Chlortalidon 192–193
Ciclosporin A 41–43, **48**, 64, 70,
    77, 192–193, 249–250
Cilastatin 192–193
Cimetidin 64, 192–193
Ciprofloxacin 192–193
Citrat 134
Citrovorum-Faktor 76
Clavulansäure 150, 194–195, 259
Clindamycin 194–195
Clodronat 121
Clodronsäure 102
Clofibrat 64, 194–195
Clonidin 89, 91, 194–195, 257
Co-trimoxazol 64, 70
Codein 194–195
Colchicin 55, 106, 108, 196–197
Colchicum-Dispert® s. Colchicin
Colecalciferol 240
Colestyramin 159
Colfarit® s. Acetylsalicylsäure
Cortison 102
Cyclophosphamid 41, 46–47, **48**,
    52–53, 58, 103, 164–165, 196–197
Cyclosporin A s. Ciclosporin A
Cymeven® s. Ganciclovir
Cysteamin 136
Cytarabin 196–197

D

Dactinomycin 196–197
Daunorubicin 196–197
DDAVP-Test 143
Decortin® s. Prednison
Decortin® H s. Prednisolon
Demeclocyclin 72
Desferrioxamin 175–176
Desmopressin 116
DFO s. Desferrioxamin
cis-Diamindichlorplatin 75
Diamox® s. Acetazolamid
Diazepam 17, 196–197
Diazoxid 198–199, 257

Dibromchlorpropan 78
Diclofenac 108
Dicloxacillin 198–199
Digitoxin 198–199
Digoxin 198–199
Dihydralazin 11, 89, 91, 257
1,25-Dihydroxy-Vitamin D₃ 123, 136
2,3-Dimercaptosuccinat 81
Diphenhydramin 198–199
Dipyridamol 44, 59
Disopyramid 198–199
Diuretika 2, 6, 10, 38, 64, 70, 75,
    89–91, 102–103, 115–117,
    119–120, 122, 124–125, 140, 158
– kaliumsparende 89–90, 115
Dobutamin 198–199
Dopamin 6, 198–199
Doxorubicin 200–201
Doxycyclin 72, 145–146, 200–201

E

Ebrantil® s. Urapidil
Effortil® 13
EinsAlpha® mite s. Alfacalcidol
Eisen 170, 239
Eisenbergsche Lösung 134
Enalapril 91, 200–201
Endoxan® s. Cyclophosphamid
Erythromycin 200–201
Erythropoetin 170, 263
Esidrix® 116
Etacrynsäure 64
Ethambutol 200–201
Ethosuximid 202–203
Ethylendibromid 78
Ethylenglykol 82
Etoposid 202–203
Euphyllin® 17

F

Famotidin 202–203
Fenoprofen 64
FFP s. fresh frozen plasma
Flecainid 202–203
Fluconazol 202–203
Flucytosin 73, 202–203
Fluorouracil 204–205
Flurazepam 204–205
Fortral® 13
fresh frozen plasma 59, 245, 251
Furosemid 6, 14, 38, 60, 64, 91,
    102–103, 113, 120, 124, 168,
    204–205

G

Ganciclovir 204–205, 253
Gentamicin 71, 147, 204–205
Glafenin 64
Glukokortikoide 55
Glukose 6, 18–20, 75–76, 113, 116,
    124, 169

Gold 80
GPS®-Pulver s. Kalziumsalz
Griseofulvin 204–205
Guanabenz 204–205
Guanethidin 206–207
Gyrasehemmer 148

H
Haloalkane 78
Halothan 70
Heparin 97, 206–207, 244
Hexachlorobutadien 78
Hexakalium-Hexanatrium-Pentazitrat-Hydratkomplex 128
Hexakalzium-Hexanatrium-Heptazitrat-Hydratkomplex 57, 127
Hexobarbital 206–207
Humanalbumin 17, 46–47, 53, 244
Hydralazin 206–207
Hydrochlorothiazid 91, 158, 206–207
Hypertonalum® s. Diazoxid

I
Ibuprofen 64, 206–207
Ifosfamid 206–207
Imipenem 208–209
Immunsuppressiva 64
Imurek® s. Azathioprin
Indometacin 45, 108, 136, 144, 208–209
Insulin 104, 124, 169
– Alt-Insulin 6, 113
Interferon 164, 208–209
Interleukin-2 164
Interleukin-3 250
Ionosteril® 17
Isoniazid 149, 208–209
Isosorbiddinitrat 208–209
Isozid® s. Isoniazid

K
Kalinor®-retard PP s. Kaliumchlorid
Kalium-Duriles® s. Kaliumchlorid
Kaliumchlorid 115
Kaliumcitrat 134
Kalzium... s.a. Calcium...
Kalziumantagonisten 88–90, 95, 104
Kanamycin 71
Karil® s. Calcitonin
Ketoconazol 208–209
Kochsalzlösung 102
– s.a. NaCl
– isotonische 3
Kochsalzlösung
– physiologische 14, 21
Kortikosteroide 38, 48, 109
Kumarin-Derivate 38

L
Labetalol 210–211
Lasix® s. Furosemid
Leucovorin® s. Citrovorum-Faktor
Leukeran® s. Chlorambucil
Levodopa 210–211
Lidocain 210–211
Lithium 70, 78, 210–211
Lösferron® s. Eisen
Lomustin 76
Lorazepam 210–211

M
Magnesiumascorbinat 257
Magnesiumsalze 125
Mannitol 6, 60, 74–75
Marcumar® 38, 97
Mebendazol 210–211
Meprobamat 210–211
Mercaptopropionglycin 160
Mercaptopurin 212–213
Methadon 212–213
Methaqualone 212–213
Methenamin 212–213
Methicillin 64
Methotrexat 70, 76, 164, 212–213
Methoxyfluran 70, 79
Methyldopa 91, 212–213, 257
Methylprednisolon 25, 42
Methysergid 70
Metolazon 212–213
Metoprolol 91, 214–215, 257
Metronidazol 214–215
Mexiletin 214–215
Mezlocillin 214–215
Miconazol 214–215
Minipress® s. Prazosin
Minirin®
– s. DDAVP-Test
– s. Desmopressin
Minocyclin 72, 216–217
Minoxidil 91, 216–217
Mithramycin 77, 102, 121
Mitomycin 76, 164, 216-217
Mitoxantron 216–217
Morphin 216–217

N
Na₂-Ca-EDTA 81
NaCl 19, 21, 25, 75, 103, 116, 118, 120–121
– s.a. Kochsalzlösung
Nadolol 216–217
NaHCO₃ 19, 57, 76, 106, 140
Na₂HPO₄ 134
Nalidixinsäure 218–219
Naloxon 218–219
Naproxen 64, 108, 218–219
Narcaricin® s. Benzbromaron
Natriumbicarbonat 73, 113, 128, 159, 169

Natriumbikarbonat 106
Natriumcitrat s. Shohlsche Lösung
Natrium-Nitroprussid 11
Natriumsulfid 60
Natriumthiosulfat 75
Neomycin 71
Nepresol® s. Dihydralazin
Netilmicin 71, 218–219
Nifedipin 11, 89, 91, 218–219
nipruss® s. Natrium-Nitroprussid
Nitrofurantoin 150, 218–219
Nitroglycerin 220–221
Nitroprussid-Natrium 220–221
Nitrosoharnstoffe 76
Norfloxacin 220–221
Normal-Insulin 169
Nortriptylin 220–221
Novalgin® 13

O
Ofloxacin 145
Oracef® s. Cefalexin
Orthoclone OKT 3 s. Antikörper,
    monoklonale
Ostac® s. Clodronsäure
Oxacillin 220–221
Oxazepam 222–223
Oxytetracyclin 72

P
Panoral® s. Cefaclor
Paracetamol 79, 222–223
Penicillamin 70, 80, 138, 160
D-Penicillamin s. Penicillamin
Penicilline 40, 64, 70, 222-223
Pentamidin 73, 222–223
Pentazocin 222–223
Pentobarbital 222–223
Pentoxifyllin 26
Persantin® s. Dipyridamol
Phenacetin 79
Phenindion 64, 70
Phenobarbital 222–223
Phenylalanin 138
Phenylbutazon 70
Phenyltyrosin 138
Phenytoin 64, 224–225
Phosphat 134, 139, 172
Phosphocysteamin 136
Pindolol 224–225
Piperacillin 224–225
Piroxicam 108
cis-Platin 75, 194–195
Polystyrol-divinylbenzolsulfon-
    säure
  – Kaliumsalz 113
  – Natriumsalz 113, 169
Prazosin 224–225, 257
Prednisolon 17, 20, 40–42, 44–48,
    52–53, 55, 58, 101–103, 109,
    224–225, 249–250

Prednison 66, 121, 135
Presinol® s. Methyldopa
Presomen® 251
Pressimmun®
  – s. Antikörper, polyklonale
  – s. Antithymozyten- bzw. Anti-
    lymphozytenglobulin
Primidon 226–227
Procainamid 226–227
Progesteron 163
Propafenon 226–227
Propanthelinbromid 226–227
Propranolol 91, 226–227
Propylthiouracil 226–227
Prostaglandinsynthesehemmer
    70
PTH 172
Pyrafat® s. Pyrazinamid
Pyrazinamid 149
Pyrviniumembonat 226–227

R
Ranitidin 228–229
Recormon® s. Erythropoetin
Reducto® spezial s. Phosphat
Refobacin® s. Gentamicin
Rekawan® s. Kaliumchlorid
Resonium® A s. Polystyrol-divinyl-
    benzolsulfonsäure, Natrium-
    salz
Retrovir® s. Zidovudin
β-Rezeptorenblocker 88–90, 95,
    104
Rifampicin 64, 70, 149, 228–229
Rifa® s. Rifampicin
Rocaltrol® s. Calcitriol
Röntgenkontrastmittel 70, 74
Rolitetracyclin 72

S
Salicylate 228–229
Salzsäure 7,25% Braun® 131
Sandimmun® s. Ciclosporin A
Schleifendiuretika 89, 102
Shohlsche Lösung 134, 140
Sintrom® 38
Solu-Decortin®H s. Prednisolon
Sorbisterit® s. Polystyrol-divinylben-
    zolsulfonsäure, Kalziumsalz
Spironolacton 228–229
Steroide s. Kortikosteroide
Streptokinase 97
Streptomycin 71, 228–229
Sulbactam 228–229
Sulfadiazin 150
Sulfamethoxazol 64, 150
Sulfamethoxazol-Trimethoprim
    145, 147
Sulfinpyrazon 70, 106
Sulfonamide 64, 70, **73**
Sulindac 108, 230–231

T
Tamoxifen 230–231
Tarivid® s. Ofloxacin
Tavegil® 20
Temazepam 230–231
Testosteron 163
Tetrahydrochlorkohlenstoff 78
Tetrazykline 72, 230-231
Tetroxoprim 150
Theophyllin 230–231
Thiazide 64, 70, 89, 116, 158
Thiopental-Natrium 230–231
Thiotepa 232–233
Ticarcillin 232–233
Timolol 232–233
Tobramycin 71, 232–233
Tocainid 232–233
Tolyprin® s. Azapropazon
Trental® s. Pentoxifyllin
Triamteren 232–233
Triazolam 234–235
Trichlorethylen 78
Trichlormethiazid 158
Trimethoprim 150, 234–235
Tutofusin® 17

U
Uralyt® s. Hexakalium-Hexanatri-
    um-Pentazitrat-Hydratkomplex
Urapidil 11
Urbason® s. Methylprednisolon
Urikosurika 106
Urokinase 97
Urostix® 31

V
Valium® s. Diazepam
Valproinsäure 234–235
Vancomycin 234–235
Verapamil 89, 234–235
Vibramycin® s. Doxycyclin
Vidarabin 234–235
Vigantol® s. Vitamin D_3
Vinblastin 164, 236–237
Vincristin 165, 236–237
Vitamin B 239
Vitamin D_3 123, 136, 172, 240
– 1,25-Dihydroxy-Vitamin D_3 123,
    Vitamin
    136
Vollblut 42

W
Warfarin 236–237

Z
Zidovudin 61, 236–237
Zovirax® s. Aciclovir
Zyloric® s. Allopurinol

Sachverzeichnis

A

acquired immunodeficiency syndrome s. AIDS

Addison-Krankheit, Hyponatriämie 118
– gesteigerte, Hypomagnesiämie 126
– niedrige, Hypernatriämie 117

ADH-Sekretion

AIDS (acquired immunodeficiency syndrome) 60–61

akuter Harnverhalt s. Harnverhalt, akuter

akutes Nierenversagen s. Nierenversagen, akutes

Albuminurie
– s.a. Proteinurie
– Diabetes mellitus 103–104

Aldosteronismus s. Hyperaldosteronismus

Aldosteronresistenz, Azidose, hyperkaliämische, tubuläre 140

Alkalisubstitution, Fanconi-Syndrom 134

Alkalose 129–131
– Bartter-Syndrom 144
– metabolische 130
– – Hypokaliämie 114
– respiratorische, Hypokaliämie 114
– Vorgehen 130

Aminoazidurie
– Fanconi-Syndrom 133
– Galaktosämie 136
– Tyrosinämie 137

Amyloid A 53

Amyloid L 53

Amyloidose 53–55
– Mittelmeerfieber, familiäres 55
– Nephritis, tubulointerstitielle 66
– Plasmozytom 101
– primäre 54
– Proteinurie 35

Anämie, Niereninsuffizienz, chronische 170–171, 238

anaphylaktischer Schock, Dialysekomplikation 17

Antibiotika
– Glomerulonephritis 38, 40
– Harnwegsinfektion, Kindesalter 150
– Nephritis, tubulointerstitielle, akute 64
– Nephropathie, arzneimittelinduzierte s.u. Nephropathie(n)
– Pyelonephritis 147
– Urethritis 145–146
– Zystitis 145–146

Anti-Doppelstrang-DNA-Antikörper, Lupus erythematodes 50, 52

Anti-GBM-Antikörper, Goodpasture-Syndrom 49

Anti-GBM-Glomerulonephritis 46–47

Antikoagulanzien, Nephritis, tubulointerstitielle, akute 64

Antikörper
– Anti-Doppelstrang-DNA-Antikörper 50, 52
– Anti-GBM-Antikörper 49
– antinukleäre 51
– Anti-Sm-Antikörper 52
– monoklonale 26
– polyklonale 25

Antikonvulsiva, Nephritis, tubulointerstitielle, akute 64

antinukleäre Antikörper 51

Antiphlogistika, Nephritis, tubulointerstitielle, akute 64

Anti-Sm-Antikörper, Lupus erythematodes 52

Antistreptolysintiter, Glomerulonephritis, akute 40

Anurie
– Lupus erythematodes 50
– Nephropathie, arzneimittelbedingte 69
– Nephrosklerose, maligne 93
– Nierenversagen, postrenales 8
– rheumatoide Arthritis/rheumatisches Fieber 56
– Urämie 239

ANV s. Nierenversagen, akutes

ARA (Amerikanische Rheuma-Gesellschaft) 51

ARA-Klassifikation, Lupus erythematodes 51

arterielle Hypertonie s.u. Hypertonie

Arthritis, rheumatoide s. rheumatoide Arthritis

Arzneimittel, Nephritis, tubulointerstitielle 64

arzneimittelbedingte Hypertonie s.u. Hypertonie

arzneimittelbedingte Nephropathie s.u. Nephropathie(n)

arzneimittelbedingte tubulointerstitielle Nephritis s.u. Nephritis

Aszites, hepatorenales Syndrom 10

Azidose 127–129
– Fanconi-Syndrom 133
– hyperchlorämische, Nephritis, – tubulointerstitielle 63

Azidose
- hyperkaliämische, tubuläre 140–141
- Lowe-Syndrom 135
- metabolische 128
- - durch Ethylenglykol 82
- - Hämodialyse 241
- - hämolytisch-urämisches Syndrom 58
- - Hyperkaliämie 112
- - Niereninsuffizienz, chronische 171
- - Nierenversagen, akutes 1
- - - renales 6
- renal-tubuläre 128, 140
- - durch Amphotericin B 72
- - durch Cadmium 81
- - Hyperkalziurie 156
- - Hypokaliämie 114
- - Hypomagnesiämie 126
- - Nephritis, tubulointerstitielle 67
- - Nephrolithiasis 155
- - Sjögren-Syndrom 57
- respiratorische 128
- - Hyperkaliämie 112
- Vorgehen 128
Azotämie
- durch Chemotherapeutika 75
- Glomerulonephritis, rapid-progressive 45
- Nephritis, tubulointerstitielle 65
- Plasmozytom 102
- Strahlennephritis 83
- durch Tetrazykline 72

B
Bakteriurie
- Harnblasenkatheter 146
- Nierenversagen, postrenales 8
- Pyelonephritis 258
- Urethritis 145
- Zystitis 145
Bartter-Syndrom 144
- Alkalose, metabolische 130
- Hypokaliämie 114
Basenexzeß, Azidose 127
Bence-Jones-Proteinurie
- s.a. Proteinurie
- Kryoglobulinämie 100
- Plasmozytom 101, 103
Berger-Syndrom s. IgA-Nephropathie
Bicarbonathämodialyse, Azidose, metabolische 129
Bicarbonaturie, Hyponatriämie 119
Blasen... s. Harnblasen...
Blei-Nephropathie 80–81
Blutaustritt, Dialysekomplikation 22
Blutbild, Glomerulonephritis 37
Blutdruckanstieg, Dialysekomplikation 17

Blutgerinnung, Dialysekomplikation 22
Blutgerinnungsfaktorenmangel, Hämaturie 33
Blutungen, Dialysekomplikation 21
Bradykardie, Dialysekomplikation 16

C
Cadmium-Nephropathie 81
Captopriltest, Hypertonie, renovaskuläre 94
Chemotherapeutika, Nierenversagen 75–77
Chemotherapie
- Nephroblastom 165
- Nierenzellkarzinom 163–164
Chemotherapieschemata
- Euler-Schema 47
- Ponticelli-Therapie 42
- de Santo-Schema 42
Colchicintest, Gicht 108
Conn-Syndrom, Hypokaliämie 115
Cushing-Syndrom
- Alkalose 129
- - metabolische 130
- Hypernatriämie 117
- Hypokaliämie 114
- Nephrolithiasis 155
- paraneoplastische Syndrome 162
Cystinsteine 156
- Therapie 160

D
DDAVP-Test, Diabetes insipidus 143
Dehydratation
- Fanconi-Syndrom 133
- Hyperkalzämie 120
- hypertone, Diabetes insipidus 143
Diabetes
- insipidus, ADH-resistenter durch Amphotericin B 72
- - - durch Tetrazykline 72
- - Amyloidose 54
- - durch Lithium 78
- - durch Methoxyfluran 79
- - nephrogener, Hypernatriämie 117
- - renalis 143–144
- - Sjögren-Syndrom 57
- - zentraler, Hypernatriämie 117
- mellitus 103–104
- - Harnverhalt, akuter 11
- - Hypertonie 89
- - Hypomagnesiämie 125
- - Hyponatriämie 118
- - Nephritis, tubulointerstitielle 67
- - Nierenbiopsie 39
- - Proteinurie 33
- - Typ I 103–104

Diabetes
– – Typ II 104–105
diabetische Ketoazidose s.u. Ketoazidose
Diät
– kaliumarme 111
– kaliumreiche 115
– kalziumarme 120, 159
– kalziumreiche 122
– magnesiumarme 124
– magnesiumreiche 125
– natriumarme 116
– natriumreiche 118
– phosphatarme 172
– purinarme 159
Dialyse s. Hämodialyse
Digitalisintoxikation, Hyperkali-
  ämie 112
Diurese
– forcierte, Hypomagnesiämie
  126
– – Vergiftungen 27
– Nierenversagen, prärenales 2
– osmotische, Fanconi-Syndrom
  133
– – Hypernatriämie 117
– – Hypokaliämie 114
– – Hyponatriämie 119
Diuretika
– Azidose, tubuläre, hyperkaliämi-
  sche 140
– Cushing-Syndrom 90
– Glomerulonephritis 38
– hepatorenales Syndrom 10
– Hyperkalzämie 120
– Hypermagnesiämie 124
– Hypernatriämie 116–117
– Hypertonie, arterielle 89–90
– – Kindesalter 91
– Hypokaliämie 115
– Hypokalzämie 122
– Hypomagnesiämie 125
– Hyponatriämie 119–120
– Kalziumsteine 158
– Nephritis, tubulointerstitielle,
  akute 64
– Nierenversagen, prärenales 2
– – renales 6
– Plasmozytom 102–103
Dreigläserprobe, Hämaturie 31
Dysurie
– Harnwegsinfektion, Kindesalter
  149
– Nephritis, tubulointerstitielle
  66
– Nephrolithiasis 157
Dysurie
– Nephropathie, arzneimittelbe-
  dingte 69
– Nierensteinkolik 13
– Pyelonephritis 258

E
Einnässen, Harnwegsinfektion,
  Kindesalter 149
Eklampsie 255–258
Elektrolytstörungen 111–121,
  123–131
– Dialysekomplikation 19
– Nierenversagen, renales 5
– Tubulusnekrose, akute 5
Enzephalopathie
– Glomerulonephritis, endoka-
  pilläre 40
– urämische 239
Eosinophilie
– Nephritis, tubulointerstitielle
  65
– Nephropathie, arzneimittelbe-
  dingte 69
EPH-Gestose 255–258
– Diagnostik 256
– Symptome 256
– Therapie 257–258
epigastrische Schmerzen, HELLP-
  Syndrom 258
Epithelzylinder, Nephritis, tubu-
  lointerstitielle 63
Erythrozytenzylinder
– Glomerulonephritis 37
– Lupus erythematodes 51
– Nierensteinkolik 13
Erythrozyturie
– Glomerulonephritis, mesangio-
  proliferative 44
– Hämaturie 33
– Nephrosklerose, maligne 93
Euler-Schema, Anti-GBM-Glome-
  rulonephritis 47

F
Fanconi-Syndrom 133–136
– Alkalisubstitution 134
– Amyloidose 54
– Fruktose-Intoleranz 137
– Galaktosämie 136–137
– Hypokaliämie 114
– Intoxikationen, exogene 135
– Lowe-Syndrom 135
– Morbus Wilson 138
– Nephritis, tubulointerstitielle
  63
– Phosphatsubstitution 134
– Plasmozytom 101
– primäres 135
– Tyrosinämie 137–138
– Zystinose 136
FE(Na) s. Natriumausscheidung,
  fraktionelle
Fieber, rheumatisches s. rheumati-
  sches Fieber
Fistelkomplikationen, Dialysekom-
  plikation 21

Flankenschmerzen
- Nephrolithiasis 157
- Nephropathie, arzneimittelbe-
  dingte 69
- Nierenvenenthrombose 97
- Plasmozytom 102
- Pyelonephritis 147
- Sichelzellanämie 59
Foetor uraemicus 168
Foley-Katheter, Blasenkatheterisie-
  rung, aseptische 12
Fruktose-Intoleranz 137

G
Galaktosämie 136–137
Galaktosurie 136
Gallium-Scan, Oligurie 4
Gammopathie, benigne, monoklo-
  nale 100
Gestationshypertonie 255
GFR (glomeruläre Filtrationsrate),
  Nierenversagen, prärenales 2
Gicht 107–109
- chronische 108
- Hyperurikämie 106
- interkritische 107
- Nephrolithiasis 156
Gichtanfall
- akuter 107–108
- durch Blei 80
Glomerulonephritis 37–48
- akute 39–40
- Anti-GBM-Glomerulonephritis 46
- chronische 44–45
- endokapilläre 39–40
- fokal-segmental sklerosierende
  41–42
- - AIDS 60
- - nephrotisches Syndrom 41,
  47–48
- Hämaturie 33
- hämolytisch-urämisches Syndrom 58
- IgA-Nephropathie 44–45
- immunkomplexvermittelte 42–43
- immunreaktive, Plasmozytom 101
- Kindesalter 47–48
- Lupus erythematodes 50
- membranöse 42–43
- - durch Gold 80
- - Lupus erythematodes 51
- - durch Penicillamin 80
- - rheumatoide Arthritis/rheuma-
  tisches Fieber 56
  membranoproliferative 43–44
- - Lupus erythematodes 51
- mesangioproliferative 44–45, 60
- - Gammopathie, benigne, monoklonale 100
- Minimal-change-Glomerulonephritis 40

Glomerulonephritis
- nephrotisches Syndrom 43, 47–48
- Nierenbiopsie 38–39
- perimembranöse, rheumatoide
  Arthritis/rheumatisches Fieber
  56
- primäre 42–43
- rapid-progressive 45
- - Goodpasture-Syndrom 49
- - durch Penicillamin 80
- Schwangerschaft 259–260
- sekundäre 42–43
- Sjögren-Syndrom 57
Glomerulopathie, chronische, arz-
  neimittelbedingte 70
Glomerulosklerose, Proteinurie 35
Glukokortikoidmangel, Hypona-
  triämie 119
Glukosurie
- Fanconi-Syndrom 133
- Hyponatriämie 118
- Lowe-Syndrom 135
- Zystinose 136
Goodpasture-Syndrom 40, 46, 49
Grenzwerthypertonie 85

H
Hämaturie 31
- s.a. Makrohämaturie
- s.a. Mikrohämaturie
- benigne, familiäre 33
- Diagnostik 32–33
- Dreigläserprobe 31
- Glomerulonephritis 37, 259
- - fokal-segmental sklerosierende
  41
- - membranoproliferative 43
- - rapid-progressive 45
- Goodpasture-Syndrom 49
- Harnblasenkatheter 146
- idiopathische 33
- Lupus erythematodes 50, 52
- Minimal-change-Glomerulo-
  nephritis 40
- Morbus Waldenström 99
- Nephritis, tubulointerstitielle 65
- Nierenarterienembolie/-throm-
  bose 96
- Nierenbiopsie 39
- Nierenvenenthrombose 97
- Nierenversagen, postrenales 8
- Nierenzellkarzinom 162
- Potter-Syndrom 141
- Purpura, thrombotisch-thrombo-
  zytopenische 59
- rheumatoide Arthritis/rheumati-
  sches Fieber 56
- Sichelzellanämie 59
- durch Sulfonamide 73
Hämodialyse 239–242
- AIDS 61

Hämodialyse
- Azidose, metabolische 129
- hepatorenales Syndrom 10
- Hyperkaliämie 113
- Hyperkalzämie 122
- Hypermagnesiämie 124
- Hypernatriämie 117
- hypertone, Hypernatriämie 117
- Indikationen 239–241
- Lupus-Nephritis 52
- Niereninsuffizienz, chronische 167
- Nierenversagen, renales 7
- Schwangerschaft 261
- Vergiftungen 27
Hämodialysedysäquilibrium 18
Hämodialysekomplikationen 14–23
- Bradykardie 16
- Dialysedisäquilibrium 18
- Elektrolytstörungen 19
- Fistelkomplikationen 21–22
- Hartwasser-Syndrom 18
- Herzinsuffizienz, akute 16
- Hetzrhythmusstörungen 16
- Hyperkaliämie 19
- Hypernatriämie 19
- Hypertonie 17
- Hypoglykämie 19–20
- Hyponatriämie 19
- Hypotonie 15
- Intoxikationen 20
- Luftembolie 16
- Muskelkrämpfe 21
- Perikarditis, urämische 16
- Pyrogenreaktion 20
- Schock 14–15
- – anaphylaktischer 17
- – septischer 17
- Shuntthrombose 22
- Tachykardie, ventrikuläre 16
- technische 22–23
- Volumenmangelschock 14–15
Hämodialysetemperatur, Dialyse-komplikation 22
Hämofiltration 242
- Hypernatriämie 117
- Vergiftungen 28
Hämoglobinurie 31, 34
- Purpura, thrombotisch-thrombo-zytopenische 59
hämolytisch-urämisches Syndrom 58
- durch Chemotherapeutika 77
Hämoperfusion 243
- Vergiftungen 27
Harn... s.a. Urin...
Harnbefunde
- Nierenversagen, akutes 3
- – prärenales 3
Harnblasenentleerungsstörungen
- Kindesalter 151
- Nierenversagen, postrenales 7

Harnblaseninfektion, Nierenversa-gen, postrenales 7
Harnblasenkarzinom, Nierenversa-gen, postrenales 7
Harnblasenkatheterisierung
- aseptische, Harnverhalt, akuter 12
- Urethritis 146
- Zystitis 146
Harnblasenleckage nach Nieren-transplantation 251
Harnblasensteine, Harnverhalt, akuter 11
Harnblasentamponade, Nieren-biopsie 39
Harnblasentrauma, Nierenversagen, postrenales 7
Harnblasentumoren, Harnverhalt, akuter 11
Harndrang
- Nephrolithiasis 157
- Pyelonephritis 258
Harnfarbe
- Glomerulonephritis, endoka-pilläre 39
- Nephropathie, arzneimittelbe-dingte 69
Harnkreatinin
- Nierenversagen, akutes 3
- – prärenales 3
Harnleitertumoren 164
Harnnatrium
- Hyponatriämie 118
- Nierenversagen, akutes 3–4
Harnosmolalität
- Nephritis, tubulointerstitielle 63
- Nierenversagen, akutes 3
- – prärenales 3
- – renales 6
- Tubulusnekrose, akute 6
Harn-pH-Wert, Nephropathie, arz-neimittelbedingte 69
Harnsäure
- EPH-Gestose 256
- Hyperurikämie 105–106
- Nephrolithiasis 157
- Nephropathie, arzneimittelbe-dingte 69
Harnsäureablagerungen, Plasmozy-tom 101
Harnsäuresteine 155–156
- Hyperurikämie 106
- Therapie 159
Harnsediment
- Nephritis, tubulointerstitielle 63
- Nierenversagen, akutes 3
- – prärenales 3
- Pyelonephritis 148
Harnstickstoff, Nierenversagen, prärenales 3

Harnstoff
- hämolytisch-urämisches Syndrom 58
- Hypertonie, maligne 92
- Lupus erythematodes 50
- Nephropathie, arzneimittelbedingte 69
- Niereninsuffizienz 167
- Nierenversagen, prärenales 3
- Transplantatabstoßung 24
- Urämie 168
Harnstoffstickstoff, Nierenversagen, prärenales 3
Harnverhalt
- akuter 11–13
-- Harnwegsobstruktion 153
-- Hydronephrose 153
-- Nierensteinkolik 13
Harnwegsinfektionen 145–151
- durch Analgetika 79
- Harnverhalt, akuter 11
- Kindesalter 149–151
- Markschwammniere 142
- Nephritis, tubulointerstitielle 66
- Nephrolithiasis 156
- Pilzinfektionen 149
Harnwegsobstruktion 153–154
- Nephritis, tubulointerstitielle 66
- Vorgehen 154
Hartwasser-Syndrom, Dialysekomplikation 18
HELLP-Syndrom 258
hepatorenales Syndrom 8–9
- Tyrosinämie 137
Herzinsuffizienz, akute, Dialysekomplikation 16
Herzrhythmusstörungen, Dialysekomplikation 16
HIV-assoziierte Nephropathie 60–61
HLA-DR2-Träger, Goodpasture-Syndrom 49
Hormontherapie, Nierenzellkarzinom 163
"hungry bone"-Syndrom
- Hypokalzämie 123
- Hypomagnesiämie 126
HUS s. hämolytisch-urämisches Syndrom
hyaline Zylinder, Purpura, thrombotisch-thrombozytopenische 59
Hydronephrose 153–154
- Nierenarterienstenose 94
Hyperaldosteronismus
- Hypernatriämie 117
- Hypomagnesiämie 126
- Nephrosklerose, maligne 93
- primärer, Alkalose 129
--- metabolische 130
-- Hypernatriämie 117
-- Hypokaliämie 114
- sekundärer, Hypertonie 87

Hyperglykämie
- Hyponatriämie 119
- Pseudohyponatriämie 118
Hyperkaliämie 111–113
- Dialysekomplikation 19, 22
- Hämodialyse 241
- hämolytisch-urämisches Syndrom 58
- Hypertonie 89
- Nephritis, tubulointerstitielle 63, 67
- Niereninsuffizienz, chronische 169–170
- Nierenversagen 7
-- akutes 1
-- renales 6
- Tubulusnekrose, akute 6
- Urämie 239
- Vorgehen 112
hyperkaliämische tubuläre Azidose s.u. Azidose
Hyperkalzämie 120–122
- Alkalose, metabolische 130
- hämolytisch-urämisches Syndrom 58
- Hartwasser-Syndrom 18
- Hypomagnesiämie 125
- paraneoplastische Syndrome 162
- Plasmozytom 101
- Pseudohypoparathyreoidismus 139
- Sarkoidose 55
- Vorgehen 121
Hyperkalziurie
- Differentialdiagnose 156
- Hypomagnesiämie 126
- idiopathische 156, 158
- Nephrolithiasis 155
- Sarkoidose 55
- Vitamin-D-Überdosierung 123
Hyperkatabolismus, Hypermagnesiämie 125
Hyperlipidämie, Hyponatriämie 119
Hypermagnesiämie 124
- Nierenversagen, renales 6
- Tubulusnekrose, akute 6
- Vorgehen 125
Hypernatriämie 115–117
- Dialysekomplikation 19
- Nierenversagen, renales 6
- Vorgehen 117
Hyperoxalurie
- Nephrolithiasis 155
- Therapie 159
Hyperparathyreoidismus
- adulter, Hyperkalzämie 121
- Anämie 170
- Hypermagnesiämie 125
- hypokalziurischer, Hyperkalzämie 121
- Hypomagnesiämie 126

Hyperparathyreoidismus
- primärer, Hyperkalzämie 121
- - Hyperkalziurie 156
- - Nephrolithiasis 155
- sekundärer, Hyperkalzämie 121
- tertiärer, Hyperkalzämie 121
Hyperphosphatämie
- hämolytisch-urämisches Syndrom 58
- Hypokalzämie 123
- Nierenversagen, renales 6–7
- Osteopathie, renale 173
- Tubulusnekrose, akute 6
Hyperphosphaturie, Rachitis, hypophosphatämische 139
Hyperproteinämie, Plasmozytom 101
hypertensive Krise 10–11
Hyperthyreose
- Hyperkalzämie 121
- Hypomagnesiämie 126
- Nephrolithiasis 155
Hypertonie
- durch Analgetika 79
- arterielle 85–91
- - Erwachsenenalter 85–90
- - Kindesalter 90–91
- arzneimittelbedingte 87
- durch Chemotherapeutika 77
- Dialysekomplikation 17
- EPH-Gestose 255–256
- essentielle 86, **88**
- - Begleiterkrankungen 89
- Glomerulonephritis 38
- - endokapilläre 39
- - fokal-segmental sklerosierende 41
- - mesangioproliferative 44
- Goodpasture-Syndrom 49
- hämolytisch-urämisches Syndrom 58
- Hyperaldosteronismus, primärer 87
- IgA-Nephropathie 44
- Kombinationstherapie 88
- Lupus erythematodes 50
- maligne 92
- - Hypokaliämie 114
- Minimal-change-Glomerulonephritis 40
- Nephritis, tubulointerstitielle 66
- Nephrosklerose 92–93
- Nierenarterienstenose 86, 93–95
- Nierenbiopsie 39
- Niereninsuffizienz, chronische 170
- paraneoplastische Syndrome 162
- Phäochromozytom 87
- Potter-Syndrom 141
- Proteinurie 33
- Pyelonephritis 148

Hypertonie
- renovaskuläre 93–95
- - Hypokaliämie 114
- sekundäre 86, 90
- Sichelzellanämie 60
- Strahlennephritis 82–83
- Vorgehen 86–87
Hyperurikämie 105–107
- Hypertonie 89
- Sichelzellanämie 60
- Strahlennephritis 83
- Ursachen 105
Hyperurikosurie
- Nephrolithiasis 155
- Therapie 159
Hyperviskositätssyndrom
- Morbus Waldenström 99
- Nierenversagen, prärenales 2
- Plasmapherese 244
- Plasmozytom 102
Hypervolämie
- Hypomagnesiämie 126
- Morbus Waldenström 99
Hypoaldosteronismus
- Azidose, metabolische 128
- Hypermagnesiämie 125
- Hyponatriämie 118
Hypodipsie, Hypernatriämie 117
Hypoglykämie
- Dialysekomplikation 19
- Fruktose-Intoleranz 137
Hypokaliämie 113–115
- Alkalose, metabolische 130
- durch Aminoglykoside 71
- durch Amphotericin B 72
- Azidose 127
- - renal-tubuläre 140
- Bartter-Syndrom 144
- Diuretika-induzierte 115
- Fanconi-Syndrom 133
- Hypernatriämie 117
- Hypomagnesiämie 126
- Nierenarterienstenose 94
- Vorgehen 114
- Zystinose 136
Hypokalzämie 122–123
- AIDS 60
- Hypermagnesiämie 125
- Nierenversagen, renales 6
- Tubulusnekrose, akute 6
- Vorgehen 123
Hypokalziurie, Vitamin-D-Unterdosierung 123
Hypomagnesiämie 125–127
- Alkalose, metabolische 130
- Hypokaliämie 115
- Hypokalzämie 123
- Vorgehen 125
Hyponatriämie 118–120
- AIDS 60
- Dialysekomplikation 19

Hyponatriämie
- Fanconi-Syndrom 133
- hämolytisch-urämisches Syndrom 58
- hyperosmolare 119
- isoosmolare 119
- Nephritis, tubulointerstitielle 63, 66
- Nierenversagen, akutes 1
- - renales 6
- Vorgehen 119
Hypoparathyreoidismus, pseudoidiopathischer, Hypokalzämie 123
Hypoperfusion
- renale, Nierenversagen, renales 5
- - Tubulusnekrose, akute 5
Hypophosphatämie
- Fruktose-Intoleranz 137
- Hypomagnesiämie 126
hypophosphatämische Rachitis s.u. Rachitis
Hyporeninismus, Azidose, hyperkaliämische, tubuläre 140
Hyposthenurie
- Bartter-Syndrom 144
- Nephrosklerose, maligne 93
- Strahlennephritis 83
Hypothyreose
- Hypermagnesiämie 125
- Hyponatriämie 119
Hypotonie, Dialysekomplikation 15
Hypourikämie 107
Hypovolämie
- durch Aminoglykoside 71
- Hypermagnesiämie 125
- Hypernatriämie 115
- Nierenversagen, prärenales 2
hypovolämischer Schock 14

I
IgA-Nephropathie 44–45
- Nephritis, tubulointerstitielle 67
- Proteinurie 34
IgE-Antikörper
- Nephritis, tubulointerstitielle 65
- Nephropathie, arzneimittelbedingte 69
IgG-Antikörper, Goodpasture-Syndrom 49
IgM-Globuline, monoklonale, Morbus Waldenström 99
IgM-Nephropathie 5, 44
Immunozytom, lymphoplasmozytoides 99
Immunsuppressiva, Nephritis, tubulointerstitielle, akute 64
Immuntherapie, Nierenzellkarzinom 164
Intoxikationen s. Vergiftungen

K
Kalium 111–115
Kaliurie durch Amphotericin B 72
Kalzium 120–122
- Nephrolithiasis 157
Kalziumsteine 155
- Therapie 158–159
Ketoazidose
- alkoholische 128
- diabetische 128
- - Hypermagnesiämie 125
- Hyperglykämie 128
- Hypomagnesiämie 126
Ketonurie, Hyponatriämie 119
Kindesalter
- Blutdruckmanschetten 91
- Diabetes insipidus 143
- Harnwegsinfektionen 149–151
- Hypertonie 90–91
- Kalorienbedarf 91
- nephrotisches Syndrom 47–48
- Nieren, polyzystische 141
- Niereninsuffizienz 240
- Osteopathie, renale 240
Klopfschmerz, Nierenlager, Pyelonephritis 147, 258
Knochenerkrankungen, aplastische 172
Kreatinin
- Azidose 127
- Glomerulonephritis 38
- hämolytisch-urämisches Syndrom 58
- Hypertonie 89
- - maligne 92
- Lupus erythematodes 50
- Nephritis, tubulointerstitielle 67
- Nephrolithiasis 157
- Nephropathie, arzneimittelbedingte 69
- Nierenversagen, akutes 3
- - prärenales 3
- - renales 5
- Transplantatabstoßung 24
- Tubulusnekrose, akute 5
Kreatininclearance
- Lupus erythematodes 50
- Nephropathie, arzneimittelbedingte 69
- Niereninsuffizienz 167
- Pyelonephritis 259
- Transplantatabstoßung 24
Kristallurie durch Sulfonamide 73
Kryoglobulinämie 100–101
- Nephritis, tubulointerstitielle 66
Kupferintoxikation, Wilson-Syndrom 138

L
Laktatazidose, Fruktose-Intoleranz 137

Leichtkettenkrankheit, Plasmozy-
tom 101
Lendenschmerzen
– Harnverhalt 12
– Nephrolithiasis 156
– Nierenzellkarzinom 162
Lesch-Nyhan-Syndrom, Nephroli-
thiasis 156
Leukozytenzylinder, Pyelonephritis
258
Leukozyturie
– Hämaturie 33
– Harnblasenkatheter 146
– Nephritis, tubulointerstitielle 65,
67
– Nephrolithiasis 157
– Nierenarterienembolie/-throm-
bose 96
– Nierenversagen, postrenales 8
– Pyelonephritis 147, 258
– Urethritis 145
– Urotuberkulose 148
– Zystitis 145
LeVeen-Shunt 10
LE-Zell-Nachweis, Lupus erythe-
matodes 51
Lithium
– Hyperkalzämie 121
– Hypermagnesiämie 124
Lithiumintoxikation 78
Litholapaxie, Nephrolithiasis 160
Lowe-Syndrom 135
Lufteintritt, Dialysekomplikation
22
Luftembolie, Dialysekomplikation
16
Lupus erythematodes (LE)
– ARA-Klassifikation 51
– Nephritis, tubulointerstitielle 66
– Symptome 51
– systemischer 50–53
Lupus-ähnliches Syndrom durch
Penicillamin 80
Lupus-Nephritis
– Hämodialyse 52
– Schwangerschaft 260
– WHO-Klassifikation 51
Lymphozele nach Nierentransplan-
tation 252

M
Magnesium 124–127
Makrohämaturie 31
– s.a. Hämaturie
– Amyloidose 54
– Blasenkatheterisierung, asepti-
sche 12
– Harnleitertumoren 164
– IgA-Nephropathie 44
– Markschwammniere 142
– Nephroblastom 165

Makrohämaturie
– Nephrolithiasis 157
– Nierenbeckentumoren 164
– Nierensteinkolik 13
– Nierenzellkarzinom 163
Markschwammniere 142
medikamentös induzierte Nephro-
pathien s.u. Nephropathie(n)
Membranplasmaseparation 244
MEN-Syndrom, Hyperkalzämie
121
metabolische Alkalose s.u. Alkalose
metabolische Azidose s.u. Azidose
metabolische Störungen 99–109
Mikroalbuminurie
– s.a. Proteinurie
– Diabetes mellitus 103
– Hypertonie 85
Mikrohämaturie
– s.a. Hämaturie
– Harnleitertumoren 164
– IgA-Nephropathie 44
– Nephrolithiasis 157
– Nierenbeckentumoren 164
– Nierensteinkolik 13
– Nierenzellkarzinom 163
Milch-Alkali-Syndrom
– Alkalose, metabolische 130
– Hyperkalzämie 121
– Nephrolithiasis 156
Mineralokortikoide, Alkalose, me-
tabolische 130
Minimal-change-Glomerulonephri-
tis 40–41
– Kindesalter 47–48
– nephrotisches Syndrom 40,
47–48
– durch Penicillamin 80
– rheumatoide Arthritis/rheumati-
sches Fieber 56
– Schwangerschaft 259
Mittelmeerfieber, familiäres 55
Mittelstrahlurin 146
Morbus
– Addison s. Addison-Krankheit
– Berger s. IgA-Nephropathie
– Wilson 138
multizystische Nieren s.u. Nieren
Muskelkrämpfe, Dialysekomplika-
tion 21
Myelomniere, Plasmozytom 101
Myelose, pontine nach Natriumsub-
stitution 118
Myoglobinurie 31, 34

N
Natrium 115–120
– hepatorenales Syndrom 9
– Urin, Nierenversagen, akutes 3–4
Natriumausscheidung, fraktionelle,
Oligurie 4

Nebennniereninsuffizienz
- Hyperkalzämie 121
- Hyponatriämie 119
Nephrektomie, Nierenarterienstenose 95
Nephritis
- interstitielle, akute durch
  Penicillamin 80
-- arzneimittelbedingte 70
-- Azidose, metabolische 128
-- durch Cephalosporine 71
-- chronische durch Analgetika 79
-- Hämaturie 33
-- hämolytisch-urämisches Syn-
   drom 58
-- Hypomagnesiämie 126
-- Sjögren-Syndrom 57
-- Strahlennephritis 82–83
-- tubulointerstitielle (TIN) 63–67
-- akute 64–66
-- arzneimittelbedingte 64–65
-- chronische 66–67
-- Hypersensitivitätsreaktion 65
-- rheumatoide Arthritis/rheuma-
   tisches Fieber 56
nephritisches Ödem
- Glomerulonephritis, akute 40
-- endokapilläre 40
Nephroblastom 165
Nephrokalzinose
- Fruktose-Intoleranz 137
- Nierenbiopsie 39
- Sarkoidose 55
- Sjögren-Syndrom 57
Nephrolithiasis 155–160
- durch Cadmium 81
- Diagnostik 157–158
- Nierenversagen, postrenales 8
- Sarkoidose 55
- Symptome 156–157
- Therapie 158–160
- Ursachen 155
Nephronophthise-Komplex 143
Nephropathie(n)
- arzneimittelbedingte 69–80
-- durch Aciclovir 73
-- durch Adriamycin 77
-- durch Aminoglykoside 71
-- durch Amphotericin B 72
-- durch Analgetika 79
-- durch Antibiotika 71
-- durch Cephalosporine 71
-- durch Chemotherapeutika
   75–77
-- durch Ciclosporin 77–78
-- durch cis-Diamindichloroplatin
   75
-- durch Gold 80
-- durch Haloalkane 78
-- durch Lithium 78
-- durch Methotrexat 76

Nephropathie(n)
-- durch Methoxyfluran 79
-- durch Mithramycin 77
-- durch Mitomycin C 76
-- durch Nitrosoharnstoffe 76
-- durch Penicillamin 80
-- durch Pentamidin 73
-- durch Röntgenkontrastmittel 74
-- durch Sulfonamide 73
-- durch Tetrazykline 72
- diabetische 103–105
-- Schwangerschaft 260
- HIV-assoziierte 60–61
- hyperkalzämische 66
-- Plasmozytom 101
- hypokaliämische 66
- obstruktive durch Chemotherapeutika 76
-- Plasmozytom 101
-- durch Sulfonamide 73
- Schwangerschaft 255–258
- toxische 80–82
-- durch Blei 80
-- durch Cadmium 81
-- s.a. Nephrotoxine
- tubulointerstitielle, akute, arzneimittelbedingte 70
-- chronische, arzneimittelbedingte 70
-- durch Lithium 78
-- durch Sulfonamide 73
Nephrosklerose, maligne 92–93
nephrotisches Syndrom 47–48, 119
- Amyloidose 54
- arzneimittelbedingtes 70
- Diabetes mellitus 104
- Glomerulonephritis, fokal-segmental sklerosierende 41,
  47–48
-- membranöse 42
-- membranoproliferative 43,
   47–48
- Hämaturie 33
- Hypokalzämie 123
- Kryoglobulinämie 100
- Minimal-change-Glomerulonephritis 40, 47–48
- Plasmozytom 102
- Proteinrestriktion 38
- Sichelzellanämie 60
Nephrotoxine 69–83
- s.a Nephropathie(n), arzneimit-
  telbedingte und toxische
- Nierenversagen, renales 5
- Tubulusnekrose, akute 5
Nieren
- multizystische 142
- polyzystische, adulte Form 141,
  143
-- infantile Form 141
-- Proteinurie 35

Nierenadenome 161
Nierenamyloidose, Plasmozytom 101
Nierenanomalien, kongenitale
143–144
Nierenarterienembolie 96–97
Nierenarterienstenose 93–95
- Alkalose, metabolische 130
- Hypertonie 86, 93
Nierenarterienthrombose 96–97
Nierenbeckensteine s. Nephroli-
thiasis
Nierenbeckentumoren 164
Nierenbiopsie 38–39
- Glomerulonephritis 37, **38**
- Goodpasture-Syndrom 49
- Hämaturie 32
- Indikationen 38
- Komplikationen 39
- Kontraindikationen 39
- Lupus erythematodes 52
- Nephritis, tubulointerstitielle
65
Nierenerkrankungen
- obstruktive 153–154
- Schwangerschaft 255–263
- bei Systemerkrankungen 49–61
Nierenfibrose, interstitielle durch
Chemotherapeutika 75
Niereninfarkt
- nach Nierentransplantation 252
- Sichelzellanämie 59
Niereninsuffizienz
- akute durch Aminoglykoside 71
- - durch Amphotericin B 72
- - arzneimittelbedingte 70
- - durch Chemotherapeutika 77
- - Hyperkaliämie 112
- - Hyponatriämie 119
- - durch Lithium 78
- Alkalose, metabolische 130
- Azidose, metabolische 127–128,
171
- chronische 167–240
- - Aluminiumintoxikation 175–176
- - Anämie 170–171
- - arzneimittelbedingte 70
- - durch Cadmium 81
- - Hämodialyse 241
- - Hyperkaliämie 112, 169–170
- - Hypermagnesiämie 125
- - kardiale Komplikationen 170
- - Neuropathie 175
- - Osteopathie 171–174
- - Pharmaka, Bioverfügbarkeit,
orale 177–238
- - Pruritus 174–175
- - rheumatoide Arthritis/rheuma-
tisches Fieber 56
- - Stadieneinteilung 167–168
- - Symptome 168–176
- - Urämie 168

Niereninsuffizienz
- dekompensierte, Patientenbe-
treuung 238–239
- Glomerulonephritis, mesangio-
proliferative 44
- Hämaturie 32
- hämolytisch-urämisches Syn-
drom 58
- Hypertonie 89
- Kindesalter 240
- Lowe-Syndrom 135
- Morbus Waldenström 99
- Nephrosklerose, maligne 93
- Nieren, multizystische 142
- - polyzystische 141
- Nierenbiopsie 39
- Plasmozytom 102–103
- Potter-Syndrom 141
- Schwangerschaft 262–263
- terminale, AIDS 60
- - Glomerulonephritis, fokal-
segmental sklerosierende 41
- - - membranöse 42
- - - rapid-progressive 45
- - Hämodialyse 241
- - Hämofiltration 242
- - Nephronophthise-Komplex 143
- - Nierentransplantation 246
- - Zystinose 136
Nierenkolik
- durch Analgetika 79
- durch Sulfonamide 73
Nierenlager, Klopfschmerz, Pyelo-
nephritis 147, 258
Nierensteinkolik 13–14
Nierentransplantation 246–253
- AIDS 61
- allogene 248
- Arzneimitteltherapie, postopera-
tive 249–250
- Immunsuppression 250–251
- Indikation 246
- Komplikationen, postoperative
251–253
- Kontraindikationen 242, 247
- Nierenarterienstenose 94
- Niereninsuffizienz, chronische
171
- Operationstechnik 248–249
- Prognose 253
- Risikofaktoren 247
- Schwangerschaft 261
- Transplantatabstoßung 23–26,
253
- - akute 26
- - chronische 26
- - hyperakute 23
- - interstitielle 24–25
- - Nierenbiopsie 38
- - Rescue-Therapie 25–26
- Voruntersuchungen 247–248

Nierentuberkulose, Nierenbiopsie 39
Nierentumoren 161–165
– benigne 161
– Bindegewebstumoren 161
– maligne 161–164
– Nephroblastom 165
Nierenvenenthrombose 97
– Amyloidose 54
– Nierenbiopsie 39
Nierenversagen
– akutes (ANV) 1–2
– – AIDS 60
– – durch Chemotherapeutika
    76–77
– – Hämofiltration 242
– – hämolytisch-urämisches Syn-
    drom 58
– – hepatorenales Syndrom 9
– – Hypermagnesiämie 125
– – Hypomagnesiämie 126
– – Nephritis, tubulointerstitielle
    63, 65
– – Nierenarterienembolie/-throm-
    bose 96
– – nach Nierentransplantation 251
– – Nierenvenenthrombose 97
– – Proteinurie 35
– – Schwangerschaft 260–261
– chronisches durch Blei 80
– Glomerulonephritis, endoka-
    pilläre 40
– Hypertonie, maligne 92
– irreversibles durch Chemothera-
    peutika 75
– non-oligurisches durch Amino-
    glykoside 71
– – durch Röntgenkontrastmittel 74
– oligurisches 4
– – durch Ethylenglykol 82
– – durch Haloalkane 78
– – durch Röntgenkontrastmittel 74
– – durch Sulfonamide 73
– polyurisches durch Aminoglyko-
    side 71
– postrenales 7–8
– prärenales 2–4
– renales 5–7
– rheumatoide Arthritis/rheumati-
    sches Fieber 56
– Sichelzellanämie 59
– Urinbefunde 3
Nierenzellkarzinom 162–164
Nierenzysten 141–142
– Nierenbiopsie 39
Non-Hodgkin-Syndrom, plasmozy-
    tisches 101–103
Nykturie
– durch Analgetika 79
– Glomerulonephritis 37
– Lupus erythematodes 50
– Strahlennephritis 83

O
Oberbauchschmerzen, HELLP-
    Syndrom 258
Ödeme
– Amyloidose 54
– Glomerulonephritis 37
– – endokapilläre 40
– Lupus erythematodes 50
– Minimal-change-Glomerulo-
    nephritis 40
– rheumatoide Arthritis/rheumati-
    sches Fieber 56
– Strahlennephritis 82
okulozerebrorenales Syndrom
    135
Oligurie
– durch Chemotherapeutika 77
– Diagnostik 4
– Hypernatriämie 115
– Lupus erythematodes 50
– Nephropathie, arzneimittelbe-
    dingte 69
– Nephrosklerose, maligne 93
– Nierenversagen, prärenales 2
– – renales 5
– rheumatoide Arthritis/rheumati-
    sches Fieber 56
– Tubulusnekrose, akute 5
– Urämie 239
– Vorgehen 4
Osmolalität
– Harn s. Harnosmolalität
– Plasma s. Plasmaosmolalität
Osteitis fibrosa 171
Osteodystrophie, gemischte 171
Osteomalazie 171
Osteopathie
– renale 171–174
– – Kalziumsubstitution 173
– – Kindesalter 240
– – Parathyreoidektomie 174
– – Phosphatbinder 172
– – Vitamin-D-Substitution 173
Oxalat, Nephrolithiasis 157
Oxalatexzeß, diätetischer, Nephro-
    lithiasis 155
Oxalatgehalt, Nahrungsmittel
    159

P
Pankreatitis
– Hypokalzämie 123
– Hypomagnesiämie 126
Papillennekrose
– Nierenversagen, postrenales 8
– Sichelzellanämie 59
paraneoplastische Syndrome 162
Parathyreoidektomie, Hyperkalz-
    ämie 122
Parazentese, hepatorenales Syn-
    drom 10

Perikarditis
- urämische 170, 239
- - Dialysekomplikation 16
peritoneal-venöser Shunt, hepatorenales Syndrom 10
Peritonealdialyse 243
- Hyperkaliämie 113
- Nierenerkrankungen, multizystische 142
- Vergiftungen 28
Pfropfgestose 255, **256**
Phäochromozytom
- Hyperkalzämie 121
- Hypertonie 87
Phosphatsubstitution, Fanconi-Syndrom 134
Phosphaturie
- Fanconi-Syndrom 133, 135
- Lowe-Syndrom 135
- Pseudohypoparathyreoidismus 139
- Tyrosinämie 137
Pilzinfektionen, Harnwege, ableitende 149
Plasma-Aldosteron, Pseudohypoaldosteronismus 144
Plasmaharnsäure, Hyperurikämie 105
Plasmakreatinin
- Nierenversagen, akutes 3
- - prärenales 3
Plasmaosmolalität
- Nierenversagen, akutes 3
- - prärenales 3
Plasmapherese 243-246
- Anti-GBM-Glomerulonephritis 46
- Austauschmenge 245
- hämolytisch-urämisches Syndrom 58
- Häufigkeit 245
- Indikationen 244
- Komplikationen 245-246
- Lupus erythematodes 53
- Membranplasmaseparation 244
- Morbus Waldenström 99
- Purpura, thrombotisch-thrombozytopenische 59
- Separation durch Zentrifugation 243
Plasmarenin, Pseudohypoaldosteronismus 144
Plasmaseparation, Vergiftungen 28
Plasmozytom 101-103
Podagra 107
Pollakisurie
- Harnblasenkatheter 146
- Harnwegsinfektion, Kindesalter 149
- Urethritis 145
- Zystitis 145
Polydipsie
- durch Analgetika 79

Polydipsie
- Hyperkalzämie 120
- durch Lithium 78
- psychogene, Hyponatriämie 119
- Zystinose 136
Polyurie
- durch Analgetika 79
- durch Chemotherapeutika 75
- Glomerulonephritis 37
- Hyperkalzämie 120
- durch Lithium 78
- Nephritis, tubulointerstitielle 63
- Nephronophthise-Komplex 143
- Nephropathie, arzneimittelbedingte 69
- Nephrosklerose, maligne 93
- Nierenversagen, postrenales 8
- Sarkoidose 55
- Zystinose 136
polyzystische Nieren s. Nieren, polyzystische
Polyzythämie, Hämaturie 33
Ponticelli-Therapie, Glomerulonephritis, membranöse 42
postrenales Nierenversagen s.u. Nierenversagen
Potter-Gesicht 142
Potter-Sequenz, Nieren, polyzystische 141
Potter-Syndrom 141-142
Präeklampsie 255-258
prärenales Nierenversagen s.u. Nierenversagen
Priapismus, Amyloidose 54
Prostatahyperplasie
- Harnverhalt, akuter 11
- Nierenversagen, postrenales 8
Prostatitis, Hämaturie 33
Proteinurie 31, 34-35
- s.a. Albuminurie
- s.a. Bence-Jones-Proteinurie
- s.a. Mikroalbuminurie
- AIDS 60
- Amyloidose 54
- Diagnostik 34-35
- EPH-Gestose 255-256
- Fanconi-Syndrom 133
- funktionelle 34
- Gammopathie, benigne, monoklonale 100
- Glomerulonephritis 37-38
- - fokal-segmental sklerosierende 41
- - membranoproliferative 43
- - rapid-progressive 45
- durch Gold 80
- Hypertonie 85
- IgA-Nephropathie 44
- Kryoglobulinämie 100
- durch Lithium 78
- Lowe-Syndrom 135

Proteinurie
- Lupus erythematodes 50–52
- Morbus Waldenström 99
- Nephritis, tubulointerstitielle 63, 67
- Nephrosklerose, maligne 93
- Nierenarterienembolie/-thrombose 96
- Nierenvenenthrombose 97
- Nierenzellkarzinom 163
- Potter-Syndrom 141
- Purpura, thrombotisch-thrombozytopenische 59
- rheumatoide Arthritis/rheumatisches Fieber 56
- Sichelzellanämie 60
- Strahlennephritis 83
- Transplantatabstoßung 24
Pruritus
- Niereninsuffizienz, chronische 174–175
- Osteopathie, renale 172
Pseudohyperaldosteronismus, Hypokaliämie 114
Pseudohyperkaliämie 111
Pseudohyperkalzämie 120
- Plasmozytom 101
Pseudohypoaldosteronismus 144
Pseudohypokalzämie 122
Pseudohyponatriämie 118
Pseudohypoparathyreoidismus 139
Purinhaushalt, Störungen 105–109
Purpura
- thrombotisch-thrombozytopenische 59
- - Plasmapherese 244
i.v. Pyelogramm
- Hämaturie 32
- Harnleitertumoren 164
- Nierenbeckentumoren 164
- Nierensteinkolik 13
- Nierenversagen, postrenales 8
- Pyelonephritis 148
- Urotuberkulose 148
Pyelonephritis 147–148
- akute 147–148
- - Nierenversagen, postrenales 8
- chronische 148
Pyelonephritis
- Hämaturie 33
- Kindesalter 150
- Proteinurie 35
- Schwangerschaft 258–259
Pyrogenreaktion, Dialysekomplikation 20
Pyurie
- Nephropathie, arzneimittelbedingte 69
- Purpura, thrombotisch-thrombozytopenische 59

R
Rachitis
- Azidose, renal-tubuläre 140
- Fanconi-Syndrom 134
- Hypokalzämie 123
- hypophosphatämische 138–139
- Zystinose 136
Reflux
- vesikoureteraler, Harnwegsinfektion, Kindesalter 150
- - Pyelonephritis 148
Refluxnephropathie, Proteinurie 35
renal-tubuläre Azidose s.u. Azidose
renale Osteopathie s.u. Osteopathie
renales Nierenversagen s.u. Nierenversagen
reninsezernierender Tumor, Hypokaliämie 114
Rescue-Therapie, Transplantatabstoßung 25–26
respiratorische Alkalose s.u. Alkalose
respiratorische Azidose s.u. Azidose
Rhabdomyolyse, Hyperkaliämie 112
rheumatisches Fieber 56–57
rheumatoide Arthritis 56–57
Röntgenkontrastmittel, Nierenversagen 74
Rückenschmerzen
- durch Analgetika 79
- Osteopathie, renale 172

S
Säure-Basen-Haushalt
- Störungen, Nierenversagen, renales 5
- - Tubulusnekrose, akute 5
Säure-Basen-Status, Azidose 127
Salzverlust
- Nephronophthise-Komplex 143
- Pseudohypoaldosteronismus 144
Salzverlustniere, Hyponatriämie 119
de Santo-Schema, Glomerulonephritis, membranöse 43
Sarkoidose 55–56
- Hyperkalzämie 121
- Nephrolithiasis 155
Schmerzen
- epigastrische 258
- Flankenschmerzen 59, 69, 97, 102, 147, 157
- in den Genitalien, Nierensteinkolik 13
- Klopfschmerz, Nierenlager 147, 258
- Lendenschmerzen 12, 156, 162
- Oberbauchschmerzen 258
- Oberschenkelinnenseite, Nierensteinkolik 13
- Rückenschmerzen 79, 172

Schmerzen
- suprapubische, Harnverhalt 12
- Unterbauchschmerzen 145
Schmetterlingsexanthem, Lupus erythematodes 51
Schock
- anaphylaktischer, Dialysekomplikation 17
- hypovolämischer, Dialysekomplikation 14
- septischer, Dialysekomplikation 17
Schwangerschaft
- Anästhesie 262–263
- Glomerulonephritis 259–260
- Hämodialyse 261
- Lupus-Nephritis 260
- Nephropathie, diabetische 260
- Nierenerkrankungen 255–263
- Niereninsuffizienz 262–263
- Nierentransplantation 261
- Nierenversagen, akutes 260–261
- Operationsvorbereitung 262–263
- Pyelonephritis 258–259
Schwangerschaftsnephropathie 255–258
- Diagnostik 256
- Symptome 256
- Therapie 257–258
Serumharnsäure
- Hyperurikämie 105–106
- Hypourikämie 107
Serumharnstoff
- hämolytisch-urämisches Syndrom 58
- Lupus erythematodes 50
Serumkalium
- Hyperkaliämie 111
- Hypokaliämie 113
Serumkalzium
- Hyperkalzämie 120
- Hypokalzämie 122
- Pseudohypoparathyreoidismus 139
- Rachitis, hypophosphatämische 139
Serumkreatinin
- Glomerulonephritis 38
- hämolytisch-urämisches Syndrom 58
- Hypertonie 89
- Lupus erythematodes 50
- Nephritis, tubulointerstitielle 67
- Nephropathie, arzneimittelbedingte 69
- Niereninsuffizienz 167
- Pyelonephritis 259
- Urämie 167
Serummagnesium
- Hypermagnesiämie 124
- Hypomagnesiämie 124

Serumnatrium
- Hypernatriämie 117
- Hyponatriämie 118
Serumphosphat, Rachitis, hypophosphatämische 139
Shunt, peritoneal-venöser s. peritoneal-venöser Shunt
Shuntthrombose, Dialysekomplikation 22
Sichelzellanämie 59–60
Sichelzellerkrankung, Hämaturie 33
Sjögren-Syndrom 57
- Nephritis, tubulointerstitielle 67
SLE s. Lupus erythematodes, systemischer
Sportlerhämaturie 33
Stoßwellenlithotripsie
- Nephrolithiasis 160
- Nierensteinkolik 14
Strahlennephritis 82–83
Streßulkusprophylaxe, Nierenversagen, renales 6
Struvitsteine 156
- Therapie 160
Sulfonamide, Nephritis, tubulointerstitielle, akute 64
suprapubische Schmerzen, Harnverhalt 12
Syndrom
- hämolytisch-urämisches 58, 77
- hepatorenales 8–9, 137
- okulozerebrorenales 135
Systemerkrankungen, Nierenbeteiligung 49–61

T
Tachykardie, Dialysekomplikation 16
Tetanie
- Hypokalzämie 122
- Hypomagnesiämie 124
- Pseudohypoparathyreoidismus 139
thrombotisch-thrombozytopenische Purpura 59
- Plasmapherese 244
Thrombozytopenie, Hämaturie 33
TIN s. Nephritis, tubulointerstitielle
Tophusbildung, Gicht 108
Transplantatabstoßung s.u. Nierentransplantation
tubulointerstitielle Nephritis s.u. Nephritis
Tubulusnekrose
- akute 5–7
- durch Amphotericin B 72
- arzneimittelbedingte 70
- durch Cephalosporine 71
- durch Chemotherapeutika 77
- Plasmozytom 102

Tubulusnekrose
- rheumatoide Arthritis/rheumatisches Fieber 56
- durch Tetrazykline 72
Tyrosinämie 137–138

U
Überwässerung, Nierenversagen, prärenales 2
Unterbauchschmerzen
- Urethritis 145
- Zystitis 145
Urämie 168
- Hämodialyse 239
- Niereninsuffizienz, chronische 167
- Nierenversagen, renales 7
- Sichelzellanämie 60
- Strahlennephritis 83
- Symptome 168
urämische Perikarditis 170
- Dialysekomplikation 16
Uratablagerungen, Gicht 108
Uratnephropathie, Nephritis, tubulointerstitielle 66
Ureterobstruktion, Nierenversagen, postrenales 8
i.v. Ureterogramm, Harnverhalt, akuter 12
Ureterstenose nach Nierentransplantation 252
Urethrastriktur, Harnverhalt, akuter 11
Urethritis 145–147
- Hämaturie 33
- Kindesalter 150
Urikosurie, Fanconi-Syndrom 133
Urikosurika, Hyperurikämie 106
Urin... s.a. Harn...
Urin-Eiweiß-Elektrophorese
- Anti-GBM-Glomerulonephritis 46
- Glomerulonephritis 40
- - fokal-segmental sklerosierende 41
- - membranoproliferative 43
- Lupus erythematodes 50, 52
- Nephritis, tubulointerstitielle 63
- Nephropathie, arzneimittelbedingte 69
- Nephrosklerose, maligne 93
i.v. Urogramm
- Pyelonephritis 147
- Urethritis 146
- Zystitis 146

Uropathie
- obstruktive, Azidose, metabolische 128
- - Nephritis, tubulointerstitielle 67
- - toxische, arzneimittelbedingte 70
Urosepsis, Harnwegsobstruktion 153
Urothelkarzinom, Nephritis, tubulointerstitielle 66
Urotuberkulose 148–149

V
Vaskulitis
- Hämaturie 33
- Kryoglobulinämie 100
- nekrotisierende, hämolytisch-urämisches Syndrom 58
- - Sjögren-Syndrom 57
Vergiftungen
- Diurese, forcierte 27
- Hämodialyse 27
- Hämofiltration 29
- Hämoperfusion 28
- Peritonealdialyse 28
- Plasmaseparation 28
- schwerste 26–29
vesikoureteraler Reflux, Harnwegsinfektion, Kindesalter 150
vesikouretraler Reflux, Pyelonephritis 148
Volumenmangel s. Hypovolämie
Volumenmangelschock, Dialysekomplikation 14
Volumensubstitution, Nierenversagen, prärenales 3

W
Waldenström-Syndrom 99
Wasserhaushalt, Störungen, Niereninsuffizienz 168
WHO-Klassifikation, Lupus-Nephritis 51
Wilms-Tumor 165
Wilson-Syndrom 138
Wundinfektion nach Nierentransplantation 252

Z
Zylinder, hyaline, Purpura, thrombotisch-thrombozytopenische 59
Zystennieren 141–142
Zystinose 136
Zystitis 145–147
- Kindesalter 150